U0259631

全媒体"健康传播"系列丛书

肺癌
患者指南

江西科学技术出版社

江西·南昌

图书在版编目（CIP）数据

肺癌患者指南 / 刘智华主编 . — 南昌 : 江西科学
技术出版社 , 2018.12

ISBN 978-7-5390-6664-6

Ⅰ . ①肺… Ⅱ . ①刘… Ⅲ . ①肺癌 – 治疗 – 指南
Ⅳ . ① R734.205

中国版本图书馆 CIP 数据核字（2018）第 274117 号

国际互联网（Internet）地址： http://www.jxkjcbs.com
选题序号： ZK2018566
图书代码： B18276-101

肺癌患者指南　　　　　　　　　　　　　　　　刘智华　主编
FEIAI HUANZHE ZHINAN

出版发行 / 江西科学技术出版社
社址 / 南昌市蓼洲街 2 号附 1 号
邮编 / 330009
电话 / 0791-86623491
印刷 / 雅昌文化（集团）有限公司
经销 / 各地新华书店
开本 / 889mm × 1194mm　　1/32
印张 / 5.125
字数 / 50 千字
版次 / 2018 年 12 月第 1 版　　2018 年 12 月第 1 次印刷
印数 / 1~15000 册
书号 / ISBN 978-7-5390-6664-6
定价 / 36.00 元

赣版权登字 -03-2018-436
版权所有　侵权必究
（赣科版图书凡属印装错误，可向承印厂调换）

加入"肺癌教育圈"
战胜"癌症之王"！

　　肺癌是十大恶性肿瘤之首，我国每年新发肺癌病例73.3万，每年死亡肺癌病例59.1万，发病率和死亡率最高，且有逐年上升的趋势。因此，为了帮助肺癌患者及家属科学地认识肺癌，做到早预防、早诊断、早治疗，我们准备了如下学习资料：

**名医好课
免费学习**

微信扫一扫
肺癌线上资源享不停

专家直播 HOT
专家直播教你
如何正确面对肺癌

视频资源
肺癌知识讲座
在线看

名医文章
名医好文章
免费分享

编 委 会

主 编

刘智华　　江西省肿瘤医院胸部肿瘤放疗科　　主任医师

编 者

潘纯国　　江西省肿瘤医院胸部肿瘤放疗科　　副主任医师

刘　珺　　江西省肿瘤医院胸部肿瘤放疗科　　主治医师

王杏英　　江西省肿瘤医院胸部肿瘤放疗科　　副主任护师

序 言
PREFACE

　　砥砺奋进，春风化雨。党的十八大以来，以习近平同志为核心的党中央把人民健康放在优先发展的战略位置，提出"没有全民健康，就没有全面小康""要做身体健康的民族"，从经济社会发展全局统筹谋划加快推进"健康中国"战略。

　　江西省委、省政府历来高度重视人民健康，积极出台实施《"健康江西2030"规划纲要》，加快推进"健康江西"建设，全省卫生健康领域改革与发展成效显著，医疗卫生服务体系日益健全，人民群众健康水平和健康素养持续提高。

　　江西省卫生健康委员会与江西省出版集团公司共同打造的"健康江西"全媒体出版项目，包括图书出版和健康教育平台，内容涵盖健康政策解读、健康生活、中医中药、重大疾病防治、医学人文故事、卫生健康文化、医企管理等内容。《全媒体"健康传播"系列丛书》是"健康江西"全媒体出版项目中一套优秀的、创新的健康科普读物，由相关领域的医学专家潜心编写，集科学性、实用性和可读性于一体。同时推出"体验式"及"参与式"模式，实现出版社、专家、读者有效衔接互动，更好地为读者服务。

对人民群众全生命周期的健康呵护与"健康江西"全媒体形式的结合，堪称一种全新的尝试，但愿受到广大读者的喜爱，尤其希望从中获取现实的收益。

江西省卫生健康委党组书记、主任

2018 年 12 月 5 日

前　言
FOREWORDS

　　肺癌是十大恶性肿瘤之首，发病率和死亡率最高且有逐年上升趋势。2018 年 3 月，国家癌症中心发布了最新的癌症数据，在 2014 年的各种恶性肿瘤的发病率和死亡率中，肺癌均高居榜首，其发病率和死亡率分别达到了 57.13/10 万人、45.80/10 万人。

　　值得庆幸的是，肺癌的筛查、诊断及治疗水平也在不断改变并提高。通过筛查可以发现更多早期肺癌，从而获得早诊早治的机会。现今的治疗方法越来越多，治疗效果越来越好，哪怕发现时已是晚期，也不必过于悲观。在治疗肺癌过程中，如何让肺癌患者及家属了解肺癌的专业知识，并在肺癌诊治上获得患者及家属的理解配合，是一个非常关键的问题。

肺癌的诊断及治疗技术更新很快，而且可读书籍非常多，但大都专业性非常强，对绝大多数患者及家属来说难以理解。本书最大的特点就是以通俗易懂的语言来介绍肺癌的各种治疗方法与最新研究成果中专业的内容，让绝大多数患者及家属能看得明白。本书的主要介绍了肺癌的基本情况、肺癌筛查、肺癌预防、肺癌治疗、护理等相关知识。阅读本书后，大家可以清晰地知道以下问题：肺癌是如何形成的；发现肺癌后我们应该做些什么；在现有条件下如何配合专科医生获得最佳治疗方式；认识临床药物试验是怎么一回事；家属在治疗中充当一个什么角色；肺癌治疗中和治疗后应该注意的事项。

　　希望本书的出版，能让读者对肺癌有一个系统的了解，避免在就医路上走弯路，同时，在就医过程中能更好地进行医患沟通，增加治疗的信心。

　　本书是全体编委集思广益、共同努力的成果，也是江西省肿瘤医院多年临床治疗经验的总结体现。由于编写时间仓促，疏漏之处在所难免，望广大读者朋友、各位同道不吝指正。

2018 年 12 月

目 录
CONTENTS

PART 1

你需要了解的肺癌基础知识

肺的知识

人生不易，当那个努力跑得最快的幸运儿在伟大的母亲身体驻留下来的那一刻，一个新生命开始了。孕期中我们和母亲并肩作战，击败了细菌病毒，最终我们脱离母体呱呱啼哭那一瞬间，是我们从一个胚胎真正成为人的伟大时刻。从此，一个新的生命开始，一段新的征程起航。那一刻，我们的肺才开始真正工作，大自然的空气第一次在我们体内循环往复。

肺是位于胸腔内的一个锥形器官，左右两个肺分别位于胸部的两边，左肺两叶，右肺三叶，表面被胸膜覆盖，四周是胸壁，下方是膈肌。肺是呼吸系统的重要器官，在人体中发挥呼吸功能，通过胸壁和膈肌的自主运动，不断吸气与呼气。吸气后空气通过气管进入肺部，一直到达肺泡，氧气从肺泡进入血液，同时血液中的二氧化碳进入肺泡，呼气时通过气管排出体外。如此循环，人体获得氧气，排出二氧化碳，维持生命。同时，肺因其呼吸功能而与外界频繁接触。

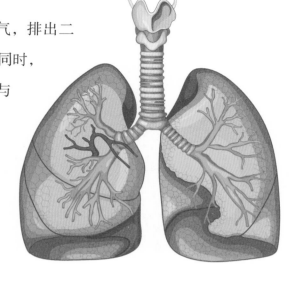

肺是呼吸的核心，肺部也是造血器官的重要组成部分。美国加州大学科学家在《自然》杂志首次报告肺参与造血的重要过程。在小鼠模型中，肺部存在大量能产生血小板的巨核细胞，每小时生产超过1千万个血小板，肺部制造的血小板数量超过了小鼠体内总量的一半。研究人员首先用荧光标记了肺的细胞，然后移植到骨髓缺乏正常血液干细胞的小鼠中，结果发现来自移植肺的荧光细胞快速转移到受损的骨髓处。这些细胞不仅促成了血小板的生成，还生成了多种血细胞，这一重要发现将改变医学的未来。

肺癌的产生

　　肺癌是原发于肺、气管及支气管的恶性肿瘤。癌细胞其实来源于正常细胞，正常细胞在多种因素的作用下产生多次基因突变，成为异常增殖的细胞，失去正常功能。所谓异常增殖就是细胞不受控制的异常生长，形成一个细胞群，出现一个肿物，占据肺的一部分，影响肺的功能，引发咳嗽、胸闷等症状。

　　肺癌的产生与人体免疫系统异常也有关系。人体免疫系统有巨噬细胞、自然杀伤细胞、树突细胞等，发挥清除异常细胞的功能，相当于警察捕获犯罪分子。当人体内出现癌细胞，免疫系统可识别、吞噬消灭，并排出体外。将癌症扼杀在摇篮中。如果人体免疫系统出现异常，不能识别肺部的癌细胞，将任由其生长繁殖，从而导致肺癌。同时，癌细胞还可能诱发免疫细胞分泌许多细胞生长因子，这些生长因子进一步促进癌细胞自身的生长与转移。此时免疫系统已反过来被癌细胞所驾驭，使得癌细胞在体内横行无阻，癌症恶化速度加快，这也是肺癌发展过程中重要的一环。

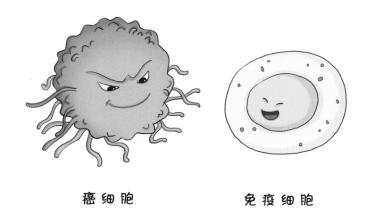

癌细胞　　　　　　　免疫细胞

肺癌的高发人群

　　在所有恶性肿瘤中，无论从全国范围看，还是从全球范围看，肺癌的发病率和死亡率均稳居榜首，无癌能敌，每 5 个恶性肿瘤死亡者中就有 1 个死于肺癌，而且我国有逐年上升的趋势，是标准的肺癌大国。2006 年，我国开始实施肿瘤年报登记制度。2013 年，根据国家癌症中心的评估数据，每年新发肺癌病例约 60 万，每年肺癌死亡病例约 49 万。2017 年，国家癌症中心对 2013 年中国恶性肿瘤发病人数和死亡人数的分析显示，每年新发肺癌病例增加至 73.3 万，每年肺癌死亡病例增加至 59.1 万。肺癌发病年龄没有严格的界限，以前的高发年龄段为 40~70 岁，近年有年轻化趋势，目前 30~70 岁都属于高发年龄阶段。

　　肺癌作为恶性肿瘤之王，长期包揽发病率、死亡率第一，且逐年上升，不可小觑，那么哪些人易患肺癌呢？

年龄 40~75 岁；

长期吸烟史，每天吸烟数量（支）× 吸烟年数＞ 400，戒烟＜ 15 年；

长期被动吸烟；

居住所附近有严重污染空气质量的工厂；

长期吸食炒菜油烟；

职业接触致癌物质（石棉、铍等）；

有一定的家族史，直系亲属中有人患肺癌或有恶性肿瘤病史；

肺部有慢性病变（如慢性阻塞性肺病、肺结核等）。

吸烟与肺癌

考古发现，人类尚处于原始社会时，烟草就已经进入到美洲居民的生活中了。1843 年 6 月 25 日，法国开始制造历史上第一批用以商业贩售的香烟，至今仍"快乐"着全球数十亿人。香烟可谓历史悠久且长盛不衰，甚至还有欣欣向荣之势。

然而，大概很多人都不知道或者无视了一些事实：

一根点燃的香烟产生的烟雾中含有 3000 多种有毒化学物质，其中最主要的有尼古丁、一氧化碳、氰化物；烟焦油中有多种致癌物质、放射性同位素以及重金属元素等，其中，主要致癌物质有苯并芘、亚硝胺、β- 萘胺、镉、放射性钋等，还有酚化合物等促癌物质。

吸烟与肺癌的关系在 20 世纪初就已经确定了，80% 的肺癌可归因于烟草暴露，吸烟是国际公认的引起肺癌的首位因素。

长期吸烟，烟雾中的致癌物质反复刺激支气管黏膜及腺体，导致罹患肺癌的危险性越来越高。长期大量吸烟者患肺癌的概率是不吸烟者的 10~20 倍,每天抽烟 10 支,肺癌发病率提高 13 倍；每天抽烟 20 支，肺癌发病率提高 20 倍以上；每天抽烟 40 支，肺癌发病率提高 65 倍。

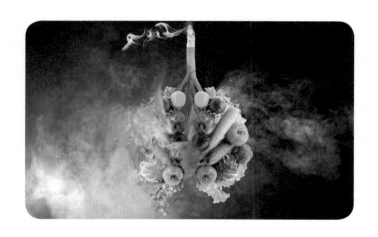

到底吸烟人群中有多少人会死于肺癌呢？一辈子吸烟的人，6 个人里面有 1 个会在 75 岁之前死于肺癌；每天吸烟超过 5 支的人，4 个人里面会有 1 个在 75 岁之前死于肺癌。也就是说，在吸烟人群中有高达 25% 的人死于肺癌，而不吸烟人群中仅 0.3% 死于肺癌。

有人抽了一辈子香烟，始终平安无事，戒烟后不久却发现得了肺癌，有人会认为是戒烟打破了烟草与身体之间的平衡而诱发肺癌。而事实并非如此，这只是时间上的巧合，实际上患者在戒烟以前已经得了肺癌，只是在戒烟后做体检或出现症状时才发现而已。研究表明，戒烟后肺癌发生率可逐渐下降，停止吸烟5年后，患肺癌的危险性可降低50%，10年后可降低80%，戒烟15年后与不吸烟者的肺癌发病率相近。戒烟越早，收益越大。40岁以前戒烟，患肺癌的风险远远低于40岁以后戒烟。所以，我们提倡尽早戒烟，无论何时戒烟都能降低肺癌发病率，正所谓"亡羊补牢，未为迟也"。

其实，我们也意识到了吸烟的危害，目前越来越多的室内公共场所已禁止吸烟。戒烟非常重要，利己利人，可降低自己肺癌发生率，同时避免他人吸二手烟。世界卫生组织估计，中国每年因吸二手烟而死亡的人数高达10万。研究发现，不吸烟的妇女因丈夫吸烟所致被动吸烟患肺癌的死亡率，要比丈夫不吸烟的妇女高1~2倍。

肺癌的筛查

　　肺癌死亡率居高不下，主要原因在于早期肺癌几乎没有任何症状，检出率低，一旦有症状已是中晚期，数据显示75%以上的肺癌患者在诊断时已属晚期，错过了最佳的治疗时机，其5年生存率为5%~15%之间，而早期肺癌经治疗后5年生存率已达到90%以上。因此早发现、早诊断、早治疗是提高肺癌患者生存率的关键，也就是说预防和筛查比治疗更为重要。当然筛查也有利有弊，利在于可以早发现、早治疗肺癌患者，而弊就是筛查增加经济负担、筛查手段对人有一定危害，所以我们建议肺癌高危人群接受筛查。

　　那么哪些人是肺癌高危人群呢？首先，应该在医生指导下评估危险因素：吸烟史、氡暴露史、职业暴露史、肿瘤病史、肿瘤家族史、慢性阻塞性肺疾病史或肺纤维化病史、吸二手烟史、肺癌幸存者等；再根据危险因素区分高危人群、中危人群及低危人群，《临床肿瘤学指南》对这几类人群是如何定义的呢？看下表（包／年＝吸烟者每天吸烟的平均包数乘以吸烟者的烟龄）。

	年龄	吸烟状态	戒烟	其他危险因素
高危人群	55~74 岁	≥ 30 包／年	＜ 15 年	无
	≥ 50 岁	≥ 20 包／年		一项
中危人群	≥ 50 岁	≥ 20 包／年		无
低危人群	＜ 50 岁	＜ 20 包／年		无

《临床肿瘤学指南》推荐：高危人群需行肺癌筛查，中、低危人群不推荐。

肺癌筛查的概念最早出现于 20 世纪 50 年代，美国梅奥诊所在他的肺癌筛查研究中提出胸部 X 线片与痰细胞学检查结合。但是，这样的方法存在着一定的缺陷：胸部 X 线敏感性和特异性低，误诊率和漏诊率高，痰细胞学检查也有局限性。随着科学技术的不断进步，出现了 CT 技术。用常规诊断 CT 进行筛查准确性高，但有费用昂贵及辐射较大的缺点，得不偿失。20 世纪 90 年代，低剂量螺旋 CT 诞生了，通过低剂量螺旋 CT 进行肺癌筛查成为目前关注度最高的手段。低剂量螺旋 CT 可以在保持扫描图像质量的同时降低扫描剂量，克服了常规诊断 CT 的缺点，还能发现直径小于 5mm 的肺部结节病灶，适合向高危人群推广，建议此类人群应该每年进行一次筛查。

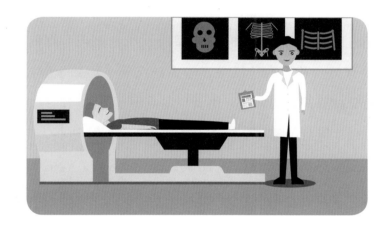

为什么中、低危人群不推荐进行肺癌筛查

前面已经谈到，采用低剂量螺旋 CT 进行肺癌筛查有利有弊，我们应权衡利弊，也就是权衡发病率的高低和 CT 扫描带来的坏处之间的关系。利就是能筛查出早期肺癌，可以做到早发现、早诊断、早治疗，生存率高。那么弊呢？中、低危

人群肺癌发病率低，在扫描过程中，可能在肺部发现一个很小的斑点或结节，其中 95% 是良性的，却会引起人们的焦虑，甚至采用手术切除的方式去证明它不是癌；尽管扫描是低剂量辐射，筛查通常一年一次，但反复扫描，这些辐射就会叠加起来，近期致癌风险小，随着时间的推移对人体健康的影响还未可知。

还有一类人群不推荐做肺癌筛查，无论是否为高危人群，当合并有另一种更严重的危及生命的疾病（如肺气肿或心脏病）时，就算筛查出肺癌，患者也耐受不了抗肿瘤治疗。

总之，进行肺癌筛查应在专业医生的指导下进行，首先决定是否需要做肺癌筛查。如果筛查出肺部结节，需积极随诊，同样应在专业医生指导下，根据结节性质、大小等因素确定后，再考虑后续随诊方案。

肺癌的症状

　　谈起肺癌有什么症状，必须先谈肺癌的临床大体分型。肺癌按临床大体分型可分为中央型肺癌和周围型肺癌两种类型，中央型肺癌症状出现早且重，最常见的为咳嗽，而周围型肺癌症状出现晚且较轻，甚至无症状。

　　先说说如何区分中央型肺癌和周围型肺癌吧，肺好比是一棵参天大树，气管为树干，末端的肺泡为树叶，二者之间从大树枝到小树枝依次为主支气管、叶支气管、段支气管、细支气管及终末细支气

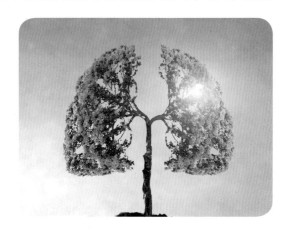

管。中央型肺癌是指发生于主支气管、叶支气管及段支气管的肺癌，靠近胸腔中间，反之发生在细支气管、终末支气管及之外的肺癌则为周围型肺癌。

根据肺癌的大体分型我们可以初步估计肺癌的病理类型，中央型肺癌以肺鳞癌和小细胞肺癌居多，周围型肺癌以腺癌居多。

肺癌的症状可以分四大类：原发肺部肿瘤引起的症状、肿瘤压迫引起的症状、远处转移所致症状及副肿瘤综合征。

原发肺部肿瘤引起的症状

咳嗽　这是最常见的症状，大约 35%~75% 的患者以咳嗽为首发症状就诊，原因为支气管分泌黏液、阻塞性肺炎、胸膜侵犯、肺不张。中央型肺癌刺激段以上支气管黏膜可产生阵发性刺激性干咳，一般止咳药不易控制。对于吸烟或患慢性支气管炎的患者，如咳嗽加重、次数变多，咳嗽带有金属音时，需高度警惕。周围型肺癌咳嗽不明显。

痰中带血或咯血　这也是肺癌常见症状，以此为首发症状者约占 30%，原因为肿瘤组织血供丰富，质地脆，剧烈咳嗽导致血管破裂而出血或肿瘤局部坏死出现咯血。表现为痰中带血丝或咯血，咯血分为小量、中量、大量咯血，小量咯血每日咯血量少于 100ml，中量咯血每日咯血量在 100~500ml 之间，大量咯血每日咯血量大于 500ml，或一次性咯血 300~500ml。较大血管破裂、大的空洞形成或肿瘤破溃进入支气管与肺血管可出现大咯血，症状难以控制。

胸闷气促　约有 10% 的患者以此为首发症状，多见于中央型肺癌，尤其是肺功能较差者。引起胸闷气促的原因主要包括：纵隔淋巴结广泛转移，压迫气管、隆突或主支气管时，可出现气急，甚至窒息症状；肿瘤生长于大气管引起肺不张及阻塞性肺炎。

胸痛　肿瘤侵犯壁层胸膜可出现胸痛症状。

声音嘶哑　患者如首先出现声音嘶哑症状可能就诊耳鼻咽喉科，做电子喉镜检查发现声带固定不活动，原因不是声带不活动了，而是控制声带的喉返神经出问题了。

肿瘤压迫引起的症状

上腔静脉压迫综合征　上腔静脉是位于纵隔内的大血管，收集头颈部、上肢及胸壁静脉血回流至心脏。肺部肿瘤及纵隔转移淋巴结可压迫上腔静脉导致静脉血回流受阻或缓慢。出现头颈部、双上肢水肿，胸壁静脉曲张，胸闷气喘等症状。

pancoast 综合征　肺上钩瘤（位于肺尖部的恶性肿瘤）肿块压迫臂丛神经出现肩部及上肢顽固性疼痛症状，压迫交感神经出现眼睑下垂、单侧颜面部无汗等症状。

远处转移所致症状

神经系统症状　肺癌脑转移发生率高，脑转移可出现头晕、头痛、恶心、呕吐、走路不稳等症状，并可出现四肢抽搐的癫痫发作症状，还可出现类似脑卒中的肢体偏瘫症状。

疼痛　肺癌骨转移可出现骨转移部位疼痛症状，好发于脊柱骨和骨盆骨，如椎体破坏侵犯脊髓会出现截瘫。

副肿瘤综合征

与肿瘤分泌激素有关，为非特异性，但在肺癌中发生率也达到了 10%。症状表现多样，可随肿瘤治疗的进行而缓解。

PART 2

肺癌看病不犯难

选择一家合适的医院

经常有患者在出现肺癌的症状或体检发现肺部肿块而怀疑为肺癌后，变得极为恐惧，容易出现极端情绪，以至于可能出现以下盲目就诊问题。

"谈癌色变"不但容易出现在患者心里，也常见于非肿瘤专业的医务人员心里。如初始就诊于非肿瘤专业医生，哪怕是高年资医生，肿瘤专业知识缺乏，以偏概全，得出的结论是"肺癌没什么可治的，会人财两空"，这会进一步让肺癌患者及家属产生恐惧心理而消极对待，以致延误病情，那时候就真的"没什么可治的"了。

患者及家属过度"神话"发达地区大型医院而盲目前往，这类医院就诊患者非常多，诊断、治疗排队时间非常长。据了解某大医院从就诊到接受治疗需等待 1~3 个月之久，不仅花费大量财力于非治疗上，同时还会延误病情。

患者有可能偏听偏信，选择一些不正规、不专业的医院。

患者及家属在就诊过程中极易出现病急乱投医的举动，盲目相信别人的保证：只要吃我的药你的病一定能治好。谁想碰到了医托，这样就真的人财两空，错过最佳治疗时机和治疗手段。

在肿瘤专业医生的眼里，患者在明确诊断为肺癌后，初始接受的治疗方案尤为重要，眼界决定未来，细节决定成败。如初始治疗不规范，将会导致治疗无效，为后续的治疗带来不可弥补的损失。

基于以上原因，当怀疑为肺癌后，患者及家属应沉着冷静、面对现实，综合考虑多种因素选择一家合适的医院是非常重要的，那么我们到底需要考虑哪些因素呢？

先说说肺癌的诊治模式及要求的设备条件。在诊断上，明确病理类型诊断及有无转移诊断需要做穿刺、电子气管镜、CT、磁共振、骨扫描等诸多检查；在治疗上，肺癌的治疗无非就是手术治疗、放射治疗、化学治疗、靶向治疗及免疫治疗，需要相应的设备支撑，尤其是肿瘤放射治疗需要昂贵的先进机器。当然更重要的是肺癌需要根据肺癌病理类型和分期等因素进行综合治疗，综合治疗需要外科、放疗科、内科、病理科、核医学科等多个学科的专业人才通力合作制定，专业知识要求高。

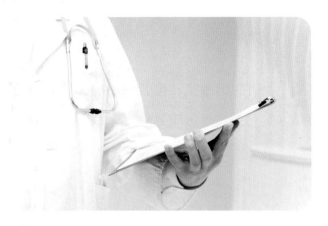

综合上述要求通盘考虑，从诊治专业角度出发，首先需选择肿瘤专业医生就诊，应选择三级肿瘤专科医院就诊，该类型医院有专门从事肺癌外科、肺癌放疗科以及肺癌内科的高度专业人员，在诊断和治疗上可选择合理的综合模式，尤其是放疗设备齐全先进，可满足患者治疗上的要求。肿瘤专科医院多学科诊疗模式的开展，让患者无须频繁奔波于外科、放疗与内科之间，不定期为患者提供一站式服务，最大限度减少患者的误诊误治，缩短患者诊断和治疗等待时间，避免重复检查给家庭带来不必要的家庭负担，有计划地合理制定最佳治疗手段，提

高肺癌患者治疗效果。

　　另外还需考虑肿瘤治疗以外的事情。治疗过程中往往需要多个患者家属轮流照顾及护理，且治疗及随诊复查是个长期的过程。如一味追求发达地区大型医院，住院期间家属照料耽误工作而收入减少，随诊复查往返奔波，路费等额外开支增大，这些无疑是雪上加霜。所以在选对三级肿瘤专科医院的条件下，还需考虑就近原则，如在同一个城市，家属就可以在不耽误工作的情况下完成对患者的护理工作，同时随诊复查方便，大大节约经济开支，可把有限的资源用在刀刃上。

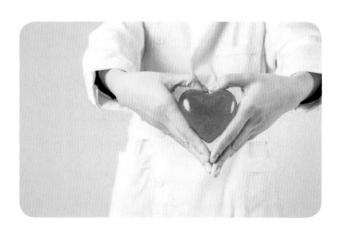

肺癌的病理类型及分期

"知己知彼，方能百战百胜"。治疗肺癌就好比是一场军事战争，知己就是明确目前治疗肺癌所拥有的手段、患者的身体器官功能状态。做到了知己，如何做到知彼呢？在治疗肺癌过程中，患者和医生的共同敌人是肺癌，也就是说肺癌治疗前的"知彼"就是了解患者是什么类型肺癌以及患者身体内癌细胞的数量是多少，这是肺癌所有治疗的基础。

先来看肺癌有哪些类型，肺癌的病理类型有两大类：小细胞肺癌和非小细胞肺癌，后者分为腺癌、鳞癌、大细胞癌。这些分类是根据肺癌的生物学特性做出的医学专业分类，表示它们之间有不同的特点，决定了不同的治疗手段。不同类型的肺癌的特点如下：

小细胞肺癌　　占所有肺癌患者的 15%~20%，恶性程度高，生长速度快，很早即可出现远处转移并且转移广泛，对化疗及放疗均比较敏感，初始治疗有效率高，很容易对化疗耐药，治疗上还是以全身化疗为主，放疗应尽早进行。

腺癌　　占所有原发肺癌的 40%，近年有上升趋势，较多出现于女性和不吸烟的人，多数腺癌起源于较小的支气管，为周围型肺癌。早期一般没有明显的临床症状，大多在做胸部 X 线或胸部 CT 体检时发现，表现为圆形或椭圆形肿块，肺部病灶生长较慢，但有时早期即可侵犯血管、淋巴管，常常在原发肿瘤引起症状前就出现转移，淋巴转移则发生较晚。

鳞癌　　这是最常见的类型，占原发性肺癌的 40%~50%。肺鳞癌多见于老年男性，与吸烟有密切关系。肺鳞癌以中央型肺癌多见，并有向胸管腔内生长的倾向，早期就容易导致支气管狭窄或阻塞性肺炎。肺鳞癌生长缓慢，较晚出现远处转移，手术切除机会较多，肺鳞癌对放疗、化疗不如小细胞癌敏感。

大细胞癌　　一种特殊类别的肺癌，非常罕见，占所有肺癌的 1% 左右，体积大，恶性程度高，治疗效果差。

身体内有多少癌细胞，也就是患者常说的早期、中期以及晚期的意思。从医学专业角度分为四期，为Ⅰ、Ⅱ、Ⅲ、Ⅳ期。按最新分期Ⅰ期分ⅠA和ⅠB期，Ⅱ期分ⅡA和ⅡB期，Ⅲ期分ⅢA、ⅢB和ⅢC期，Ⅳ期分ⅣA和ⅣB期。决定分期的因素有：①长在肺部病灶的大小、原发病灶是否侵犯胸腔内大血管及重要器官；②肺门纵隔锁骨上是否有淋巴结转移；③是否存在其他远处器官转移。我们可以把肺癌细胞比喻为恐怖分子，医学上 T 代表肺部原发灶，理解为恐怖分子的发源地并且表示侵占范围及周围邻近区域，N 代表局部淋巴结转移，好比恐怖分子向局部进犯，M 代表远处转移，表示恐怖分子已侵犯到世界范围了。Ⅰ期（肿瘤直径 ≤ 3cm，未侵犯大血管及重要器官、没有肺门淋巴结转移）为早期；Ⅱ期（有肺门淋巴结转移）和Ⅲ期（有纵隔或锁骨上淋巴结转移）为中期；Ⅳ期为晚期，也就是说有远处器官转移，比如脑、骨、肾上腺等。分期早晚意味着治疗方式不同、治疗效果不同、患者生存期长短不同。

肺癌分期常常分 2 次进行，第一次分期为临床分期，是在治疗前通过胸部 CT、全身 PET/CT、磁共振、穿刺活检等手段，对获得的肿瘤大小、侵犯范围进行的分期。第二次分期为病理分期，即通过临床检查无远处转移并且可进行手术的患者，在手术治疗后，对切除标本进行病理检查，明确肿瘤大小及侵犯范围进行的分期。病理分期比临床分期准确，但不是所有患者都能获得病理分期，无手术价值的患者仅有临床分期。

可能会接受的相关检查

前文已了解了什么是"知己知彼",接下来应该是通过"侦察"做到"知己知彼"。那么就需要派出许多功能不同的"侦察机"进行侦察搜索,把恐怖分子尽可能找出来,为后续对恐怖分子实施全方位打击制订合理计划。"侦察机"就是接下来要介绍的各种检查。根据目的不同,检查可分为四类:肺癌定性检查,肺癌定位分期检查,肺癌常规及器官功能评估检查和基因检测。

肺癌定性检查

定性检查的目的就是明确是否为肺癌,是小细胞肺癌还是非小细胞肺癌,并且分辨出到底是鳞癌、腺癌还是大细胞癌。无论采取哪种检查,最终都是为了获取肿瘤细胞或肿瘤组织，进行病理专业处理后，在显微镜下对肿瘤细胞进行放大观察。检查方法有：手术、电子支气管镜刷细胞学及活检病理检查、经支气管镜针吸活检（TBNA）、痰找癌细胞检查、CT 引导下经皮肺穿刺活检病理检查、锁骨上淋巴结穿刺细胞学 / 切除活检、纵隔镜、转移灶穿刺活检等。活检就是从患者身体上取部分组织样本，通过显微镜检查其中是否有癌细胞。如此众多的检查方法，不是每个患者都要做所有的检查，应根据患者的具体情况选择合适的诊断检查方法，以最小的损伤达到明确诊断的目的，这需要在专业医生的判断下进行优选。

手术　检查评估高度怀疑肺癌且能耐受、可进行手术治疗的患者，可以通过手术切除病灶获得病理定性诊断，而且

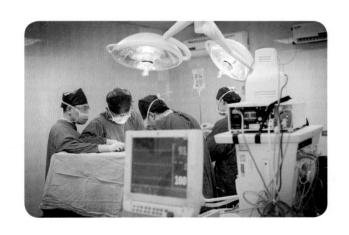

是最全面的诊断，可达到诊断和治疗的双重目的。当然，手术前能通过无创风险小的方法明确诊断更好，手术目的及手术切除范围更为明确，一般情况下，不能以单纯诊断为目的而进行手术。

电子支气管镜　　提起支气管镜，很多人不免听而生畏，听说是一根管子从鼻内进入支气管，不愿意做这项检查，但是支气管镜检查早已经成为肺癌诊断不可缺少的重要手段。近年来，支气管镜检查获得了长足的进步发展，可以完成的任务越来越多，有超细支气管镜、超声支气管镜、电磁导航支气管镜，甚至还可以用来治疗。而且在麻醉和检查技术上也有很大的进步，一般人均可以耐受。检查前医生评估为极度衰竭的患者、严重心脏病者、心绞痛心肌梗塞者、严重呼吸功能不全者、严重出血倾向者，不适合该项检查。医生可轻巧地操作电子支气管镜，由口腔或鼻腔进入气管直至各支气管，在直视下观察气

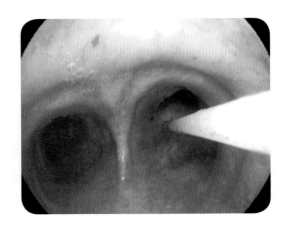

管、支气管的开口及支气管黏膜情况，并在直视下完成多项操作，是其他检查不可取代的。中央型肺癌必须做支气管镜检查，以了解气管及支气管受侵状态，指导手术治疗及放射治疗，取组织明确诊断。周围型肺癌可通过支刷及灌洗获得细胞学诊断。气管周围有纵隔淋巴结转移的患者，可在超声支气管镜下，用细针经气管、支气管穿刺进入纵隔重大淋巴结内进行活检，取组织或细胞送检，明确诊断。

锁骨上或其他身体浅表部位淋巴结活检　肺癌患者最常见的体表淋巴结转移部位为锁骨上淋巴结，当然也可能转移至颈部及腋窝等部位淋巴结。就诊时医生通过手触诊的方法可大概判断是良性还是恶性。有这些部位转移，已表示无手术指征，可直接手术切除淋巴结后进行病理检查，也可进行细针穿刺获得细胞学诊断。为病理检查结果更为准确，一般建议切除活检。

转移灶穿刺活检　肺癌常见脑、骨、肝等部位转移，医生进行风险评估后，骨、肝转移灶可进行穿刺活检病理检查。如有脑转移，仅仅在脑转移灶较大、脑水肿明显，导致脑组织移位，有生命威胁的情况下，可经脑外科医生评估，通过手术解除患者症状的同时切除脑转移灶获得病理诊断。脑外科手术风险较大，故仅为了获得病理诊断一个目的而进行手术治疗是不可以的。

· CT 引导下经皮肺穿刺活检　首先，患者在 CT 扫描床上取合适体位，患者感觉舒适并且能保持体位。然后，通过 CT 扫描明确肺部病变位置，体表标记穿刺进针点，测量穿刺进针角度及进针深度，穿刺点局部麻醉，按照测量数据进针并达到要求。最后，再次 CT 扫描确定穿刺针针尖位于肺部病变内，取出组织及细胞检查，明确诊断。这种方法适合于患周围型肺癌、支气管镜难以到达的患者，诊断准确率在 90% 以上。穿刺的风险主要是气胸和出血。气胸发生概率一般在 20% 左右，大部分患者经吸氧和卧床休息后可自行缓解，少数人需要做胸

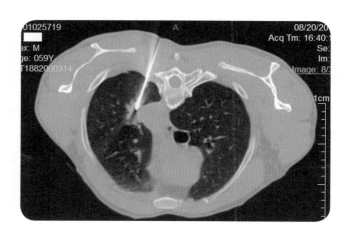

腔闭式引流术治疗。有人会问，穿刺后会出现进针通道癌细胞种植转移吗？有研究数据统计，发生率在 1/1000 以下，而且已有动物实验和临床研究的结论认为"此种危险是理论超过实际"的，不必过于担心。

胸水细胞学　　肺被两层膜覆盖，为胸膜，两层膜之间仅有 3~15ml 液体，在肺的呼吸运动中起润滑作用。在正常人中，每天有 500~1000ml 的液体形成和吸收，维持动态平衡。肺癌可出现胸膜转移而破坏胸水的进出平衡，导致两层胸膜之间出现积液，这种积液称为胸水。胸水中存在癌细胞，检测胸水是否有癌细胞，可作为肺癌和恶性胸腔积液的诊断。

痰细胞学检查　　大部分中央型肺癌有咳嗽、咳痰症状，极易咳出癌细胞，尤其是痰中带血的患者，可收集肺深部新鲜痰送检找癌细胞，无创、简单、可反复进行，多次送检阳性率高，诊断肺癌阳性率可达 80% 以上。以下报告单显示在痰细胞中找到了癌细胞。

江西省肿瘤医院

Motic 液基细胞学检查报告

標本編号：░░░░░

姓名：░░░░	性别：男	年龄：54 岁　住院号：░░░░
送检科室：放1	送检医师：░░░░	标本来源：痰液

检测方法： 1. 液基薄层制片　2. 专家报告

标本质量评估： 合格标本

镜下所见：

光镜特征图像：

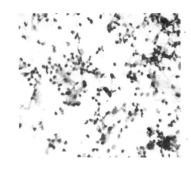 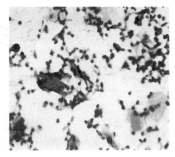

诊断意见： 找见鳞癌细胞。

医师签名：░░░░░░░░

报告日期： 2018/11/19

电　话：░░░░░

注：如报告与临床不符，请及时联系。

肺癌定位分期检查

这部分检查第一个目的是了解肺癌在肺部生长的大小及模样，是否侵犯胸腔内大血管及器官。第二个目的是了解有无肺癌常见部位的转移。完成以下检查后才能知道患者是早期、中期还是晚期，可明确分出Ⅰ、Ⅱ、Ⅲ、Ⅳ期。

螺旋 CT 平扫＋增强扫描　胸部 CT 扫描是诊断肺癌最常规、最重要的检查方法之一，贯穿于治疗前诊断、治疗中评价效果、治疗后随诊复查整个过程，且为必需的、不可替代的、最为简便的检查。这种检查可以发现肺内大于 3mm 病灶，通过胸部 CT 检查可以了解肺部肿块大小、是否侵袭大血管、有无纵隔淋巴结转移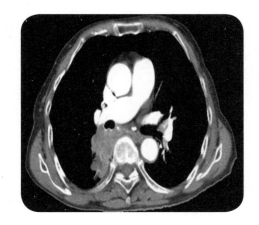等信息以明确 T 分期，对外科医生而言，可初步判断肺癌患者能不能行手术切除。同时肾上腺、肝脏、腹膜后亦为肺癌常见转移部位，扫描部位还必须包括上腹部以判断这些部位有无转移。

全身骨扫描　　骨骼是肺癌好发的转移部位之一，常转移至脊柱骨、骨盆骨、四肢近端骨，其他骨也时有发生，如肋骨、颅骨等。骨转移发生率约 30%~40%，早期无明显症状，不易发现，全身骨扫描是检查骨转移及随访时最有效、最简便、最快捷的手段，一次扫描可完成全身骨骼的检查。

颅脑磁共振平扫 + 增强扫描　　颅脑是肺癌较常见的转移部位，发生率约 20%~65%，而颅脑磁共振是发现肺癌有无脑转移最重要的手段。

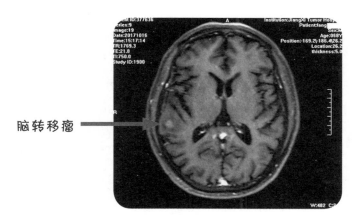

脑转移瘤

全身 PET/CT　　中文名为正电子发射计算机断层成像。这种方法将 PET 与 CT 完美融合在一起，CT 提供病灶的精确解剖定位，PET 提供病灶详尽的功能与代谢等分子信息。一次扫描可一目了然地了解原发肺部肿瘤及除脑之外的全身转移情况，能全面了解病情，准确性、特异性高。该方法可用于肺癌治疗前，检查 PET/CT 做到准确分期。在肺癌治疗后，如复查胸部 CT 发现肺部结节时，进行 PET/CT 检查可判断良恶性，指导及时治疗或避免延误治疗。

肺癌常规及器官功能评估检查

与肺癌抗战是个复杂、环环相扣的过程，需周密计划，完成各项检查了解肺癌的定性及分期诊断，目的是为了对其实施打击——治疗，以提高肺癌患者生存率。然而，各种抗肿瘤治疗手段或多或少均有一定的副反应，而且接受有创检查也需要了解患者身体有无检查禁忌，所以在治疗前还须完成众多相关检查进行评估。

心电图、心脏彩超、肺功能　对于局限的非小细胞肺癌首选手术治疗，手术不但会不同程度地影响肺功能，还会对心脏功能造成较大的影响，再加上肺癌患者多有吸烟史，或年龄偏大合并肺部疾病及心脏疾病，会使术后发生心肺并发症的危险性大大增加。这就需要在术前进行心电图及心脏彩超检查以评估患者基础心脏功能，进行肺功能检查评价患者肺功能情况以评价患者能否耐受手术治疗。以下报告单中各项参数大于预测值的 60%，属于轻度肺功能障碍，可以手术。

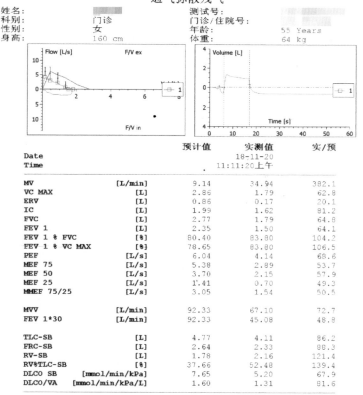

JAEGER TOENNIES

南昌大学第二附属医院
肺功能报告单

通气弥散残气

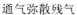

姓名：			测试号：	
科别：	门诊		门诊/住院号：	
性别：	女		年龄：	55 Years
身高：	160 cm		体重：	64 kg

		预计值	实测值	实/预
Date			18-11-20	
Time			11:11:20上午	
MV	[L/min]	9.14	34.94	382.1
VC MAX	[L]	2.86	1.79	62.8
ERV	[L]	0.86	0.17	20.1
IC	[L]	1.99	1.62	81.2
FVC	[L]	2.77	1.79	64.8
FEV 1	[L]	2.35	1.50	64.1
FEV 1 % FVC	[%]	80.40	83.80	104.2
FEV 1 % VC MAX	[%]	78.65	83.80	106.5
PEF	[L/s]	6.04	4.14	68.6
MEF 75	[L/s]	5.38	2.89	53.7
MEF 50	[L/s]	3.70	2.15	57.9
MEF 25	[L/s]	1.41	0.70	49.3
MMEF 75/25	[L/s]	3.05	1.54	50.5
MVV	[L/min]	92.33	67.10	72.7
FEV 1*30	[L/min]	92.33	45.08	48.8
TLC-SB	[L]	4.77	4.11	86.2
FRC-SB	[L]	2.64	2.33	98.3
RV-SB	[L]	1.78	2.16	121.4
RV%TLC-SB	[%]	37.66	52.48	139.4
DLCO SB	[mmol/min/kPa]	7.65	5.20	67.9
DLCO/VA	[mmol/min/kPa/L]	1.60	1.31	81.6

结论:

肺活量轻度减低，最大通气量轻度减退，1秒量中度减低，1秒率值正常，流速—容量曲线峰值降低。残气容积占预计139.4%弥散功能轻度减退。

抽血检查 抽血可以了解血常规、肝肾功能、凝血功能等。出血是手术治疗和有创检查的并发症之一，严重者可能因出血不止而有生命危险，那么评估出血风险的重任无疑就落在凝血功能这项检查上，尽量避免手术及有创检查严重并发症的发生。各种抗肿瘤治疗手段均对血常规及肝肾功能有要求，尤其是化疗，肝是解毒器官，肾脏是毒性物质排泄器官，多数抗肿瘤药物通过肝肾代谢，会导致不同程度的肝肾损害。骨髓是人体的造血器官，化疗药物会导致骨髓造血功能下降，出现白细胞下降、血小板下降、贫血等症状，医学专业名称叫骨髓抑制，严重时可导致感染及出血，危及生命。这几项指标的评估任务就由血常规检查来完成。这些项检查不但需要治疗前检查评估基本情况，而且需要在治疗后定期复查以了解治疗对其影响的大小。

肺癌肿瘤标志物 肺癌肿瘤标志物是肺癌细胞产生的特征性物质，或者是人体对肺癌的反应产生的物质，释放到血液中成为标志物。项目包括：癌胚抗原（CEA）、鳞状细胞相关抗原（SCC）、细胞角质蛋白21-1（CYFRA21-1）、神经元特异性烯醇化酶（NSE）、胃泌素释放肽前体（ProGRP）。

癌胚抗原升高见于约 60% 的肺腺癌中，见于 31%~42% 的非小细胞肺癌中，但癌胚抗原"不专一"，很多癌症中都可出现癌胚抗原升高。在肺癌患者中，血清鳞状细胞相关抗原阳性率高达 45.7%，尤其是鳞癌，高达 68.6%，腺癌阳性率 16%。细胞角质蛋白 21-1 是鳞癌诊断首选的标志物，60% 的鳞癌患者会出现血清细胞角质蛋白 21-1 升高。在小细胞肺癌患者中，60%~100% 会出现血清神经元特异性烯醇化酶升高，可以作为区分小细胞肺癌与非小细胞肺癌的一个指标。需要注意的是，不是所有肺癌患者血清中都会出现相应的标志物升高，所以这些肿瘤标志物不能作为肺癌的主要诊断依据，只能作为肺癌的辅助诊断。但是，如果患者治疗前血清肿瘤标志物升高，升高程度可以间接反映体内的肿瘤负荷（体内肿瘤细胞多少）。治疗有效时血清标志物浓度会有所下降，或者复发时出现再次上升，因此肺癌血清肿瘤标志物测定可作为预后判断、疗效观察、复发检测的重要指标，可定期动态检测。以下报告单中癌胚抗原和角质蛋白明显高于正常，考虑为上皮来源的恶性肿瘤。

江西省第二人民医院
江西省肿瘤医院核医学报告单

姓名：		患者编号：		标 本 号：			患者类别:住院
性别:男		科 别:胸放一病区		送检医师：			临床诊断:
年龄:69 岁		床 号:123		标本类型:血清			标本状态:

No	编码	项 目	结果		参考范围	单位
1	CEA	癌胚抗原	11.03		吸烟: 0-5.0;	ng/mL
2	CYFRA21	细胞角质蛋白19片段	11.56	↑	不吸烟: 0-2.5 0--4.03	ng/mL
3	NSE	神经特异性烯醇化酶	5.59		0--12.5	ng/mL
4	SCC	鳞状上皮癌细胞抗原	2.3		0--2.35	ng/mL
5	TAM	糖类抗原测定	116	↑	0--95	U/mL
6	CA19-9	糖类抗原CA19-9	54.22	↑	0--37	U/mL

备 注：

核收时间:2018-11-06 08:56:12 报告时间: 2018-11-06 15:53   检验者: 审核者:

#本报告仅对所检测标本负责! 因为检测的标本无法长期保存,如对结果有疑义,请于三日内查询有效!

基因检测

顾名思义基因检测就是在基因层面即 DNA 或者 RNA 水平了解疾病特征及其预后。这是医学检查中最高端的检测手段,所需花费不菲。这对于肺癌患者是否值得呢?

最近 20 年,现代分子生物学和肿瘤免疫学发展突飞猛进,非小细胞肺癌也有了更加精准的治疗方式。从最开始的放化疗、手术治疗到靶向治疗,再到现阶段最热的免疫治疗,多种基因突变与表达异常分子机制被证实与非小细胞肺癌发病相关。近年来根据不同的驱动基因突变设计了不同的药物（靶向药物）治疗肺癌。所以对于非小细胞肺癌患者，尤其是腺癌患者，首先我们应该知道患者有没有基因突变，是哪种基因突变，按驱动基因突变种类选择相应靶向药物治疗，这就是基因检测的目的。靶向药物治疗有效率最高、副反应小，故明确诊断肺癌后基因检测应尽早进行。对于中国患者来说，目前最需要检测的是 EGFR、ALK 和 ROS1 三个靶点基因，因为三个驱动基因突变有对应的靶向药物治疗，且已在中国上市。驱动基因突变可用手术标本、穿刺活检标本、胸水和血液进行检测。几种标本检测各有优缺点，目前准确性最高的还是对手术肿瘤标本和穿刺活检标本的检测。血液基因检测叫"液体活检"，是利用现代技术捕获血液里面的癌细胞或癌细胞释放的 DNA 进行分析，判断癌症驱动基因突变类型。

随着人类基因 PD-1 和 PDL1 等关键免疫基因解锁，近 5 年来，免疫治疗成为肿瘤界的一颗新星。PD-1 和 PDL1 抑制剂可能是最有前景的免疫治疗药物。与化疗、靶向治疗作用于肿瘤细胞不同，它是直接作用于自身免疫系统，阻断免疫检查点 PD-1 与其配体 PD1 结合，恢复 T 细胞功能及提高强度，从而杀伤肿瘤细胞。免疫治疗起效较慢，约在治疗后 2~3 个月才开始起效，但是应答持久，是传统治疗疗效 3 倍之多。同时免疫治疗的毒副作用较传统治疗低，整体耐受良好。

近年来，肺癌免疫治疗研究炙手可热，在世界肿瘤大会成为光环主角，多次引发肺癌学术界海啸，新药不断地问世导致世界肺癌治疗指南多次改版。尽管如此，免疫治疗并不是对所有肺癌患者都有效。临床研究发现，肺癌免疫治疗的总体有效率在 10%~20% 之间，目前能预测免疫治疗是否有效的比较确定的指标有两个：肿瘤突变负荷（TMB）和 PD-L1 表达水平。采用组织标本检测更为准确，比较适合于 EGFR 及 ALK 基因野生型的各种病理类型肺癌。

关于检查你可能会问医生的问题

我在外院就诊已做胸部 CT 发现肺部有问题，医生你为什么还给我重新做胸部 CT 呢？

你在外院做的胸部 CT 为平扫，我给你做的胸部 CT 为增强扫描，是在你注射了碘造影剂之后进行的 CT 扫描，两者是有区别的。胸部 CT 平扫仅仅是发现了肺部有异常的肿块，但是从医生的角度来看这些信息是不够的，首先肺部的占位病变有良性和恶性之分，其次我们还需要了解肺部肿块有无侵犯血管、与血管的关系以及有无纵隔淋巴结转移。这些都是 CT 平扫无法解决的。在胸部 CT 平扫图像中，肺部肿块与纵隔淋巴结及纵隔血管颜色一样，无法区分。注入碘造影剂进行 CT 扫描这就是我们说的胸部 CT 增强扫描，可以观察肺部肿块密度与平扫 CT 图像的区别，来推断肺部肿块恶性可能性的大小。同时可清楚地辨别肺部肿块与纵隔血管的关系，能使纵隔及肺门淋巴结显影清楚，可为患者后续的检查及治疗提供参考，所以胸部 CT 增强扫描是必需的。

那我做的颅脑 CT 和颅脑磁共振（MRI）检查都没有任何问题啊，你又给我开了颅脑磁共振检查？有这个必要吗？

医生给你安排的任何检查都是有目的的，当然目的不是为了医院赚钱而进行重复检查。颅脑 CT 存在一个重大缺点——软组织分辨率差，导致颅内病灶显示不清楚和不能显示小病灶，所以脑的检查需要做磁共振检查。但你做的颅脑磁共振平扫，同样不能满足临床要求，虽然平扫分辨率够高，但对颅内病灶的显示仍不清楚，特别容易漏诊小病灶，影响治疗方案的制订，所以我给你重新做的是颅脑磁共振增强扫描，也是静脉注射造影剂后进行磁共振扫描，造影剂进入肿瘤内部使肿瘤得到明显强化，对小病灶也有很好的显示。与磁共振平扫相比，磁共振增强好比是在黑暗的环境下点亮了灯，可以看清楚每个病灶的特点。另外在患者有无脑膜转移方面，颅脑磁共振增强扫描是 CT 和颅脑磁共振平扫不可比拟的，所以颅脑磁共振增强扫描是颅脑转移的首要检查方式。只有在患者有磁共振检查禁忌的情况下，如患者对造影剂过敏，那就只能进行 CT 检查和颅脑磁共振平扫检查。

我做了骨扫描怀疑有骨转移，已经做了颅脑磁共振检查，为什么还要做其他部位的磁共振检查？

首先你之前做的磁共振检查部位为颅脑，现在需要做的磁共振是检查骨转移的部位，并非同一个重复检查。另外，全身骨扫描仅用于对肺癌是否有骨转移进行筛选，该检查会存在假阳性，也就是说实际上没有骨转移而检查考虑有骨转移，所以全身骨扫描如怀疑有某部位有骨转移，应进行该部位磁共振检查明确。那么全身骨扫描检查确定有骨转移，但不能明确骨转移侵犯范围时，就需要做骨转移部位的磁共振检查了，检查的结果就是是否需要放疗干预的依据，同时是决定放疗范围的依据。

我已明确诊断为肺癌，而且做了比较昂贵的全身 PET/CT 检查,为什么还要做颅脑 MRI 检查?

PET/CT 检查实质上就是颅脑 CT 平扫, CT 的缺点决定它不能成为脑转移的检查方法,另外, PET/CT 是利用正电子标记的人体代谢物作为显像剂,通过病灶对显像剂的摄取来反映病灶,然而脑组织本身具有高代谢特征,也能摄取显像剂。虽然 PET/CT 是费用很贵的检查,但仍然不能清楚显示脑转移灶,故还是需要使用这个能排查颅脑转移的最佳检查方式——颅脑 MRI 检查。

我父亲年龄这么大了, 身体也比较差,能耐受经皮肺穿刺术吗? 风险大吗?

我们需要明确这个检查的目的,并以此衡量其风险。首先获取病理或细胞学诊断是进行 CT 引导下经皮肺穿刺活检术的目的,没有病理或细胞学诊断依据就没有后续的治疗措施,这就是我们需要冒风险的原因。其次,在操作前我们已通过各项检查评估穿刺的风险，如有明确的穿刺禁忌，医生也不会去做这个穿刺操作，如果出现生命危险那也是意外，不在意料之中。那么到底穿刺能耐受吗？有哪些风险呢？来了解一下穿刺过程：进行 CT 扫描定位穿刺点，用利多卡因局部麻醉，用穿刺活检针沿穿刺点进针，进针后再次行 CT 扫描确认穿刺活检针针尖位于肿瘤内，取组织或细胞学送检。首先肺脏无痛觉，不会出现疼痛症状，仅仅皮肤及胸壁有痛觉，术前已经进行皮肤及胸壁组织局部麻醉，患者不至于因疼痛而不能耐受。再次，穿刺过程中可能有麻醉药物过敏、气胸、出血等并发症，但过敏发生概率极低，气胸及出血虽然发生概率稍微有些高，但大部分不需处理均能自行缓解。如出现严重气胸，行胸腔穿刺闭式引流后基本没有任何问题。故经皮肺穿刺活检术是一项安全性非常高的操作技术，大部分患者能耐受，风险可控。

PART 3

肺癌的治疗

肺癌的基础治疗方法

经过前面讲述的一系列"侦察"工作，已达到了"知己知彼"的目的，接下来就是与肺癌展开有序"战斗"——抗肿瘤治疗了。战斗武器就是我们的治疗方法，传统的治疗方法有手术治疗、放射治疗、化学治疗，2009年8月发表于《新英格兰杂志》的一项开天辟地的IPASS临床研究开创了肺癌治疗的新时代，肺癌治疗有了新的重型武器——靶向治疗。医疗技术进展的脚步从没有停止过，随着2014年6月纳武单抗药（俗称"O"药）在欧盟和日本的上市，免疫治疗已然成为肺癌治疗的另一大热点。

肺癌手术治疗

手术治疗是治疗肺癌的主要手段。1933年，美国专家

Evart A.Graham 施行全世界第一例肺癌手术。8 年后的 1941 年，张纪正教授施行了单侧全肺切除治疗肺癌的手术，这是我国首例肺癌外科手术。手术治疗属于局部治疗，随着时间的推进，技术不断革新，手术方式不断改进，目前进入了胸腔镜微创治疗时代，总体 5 年生存率在 30%~40% 之间。

肺癌手术治疗有多种术式，主要术式有：肺楔形及局部切除术、肺段切除术、肺叶切除术、支气管袖状成型肺叶切除术、支气管肺动脉袖状成型肺叶切除术、气管隆突切除重建术、全肺切除术。选择何种手术方式，医生遵循的都是"最大限度切除肿瘤、最大限度保留肺组织"这个总体原则。

手术治疗是属于局部治疗，仅仅适合于病变局限于一侧胸腔内无远处转移的患者。根据肺癌生长和转移的生物学特点，如选择手术治疗，应能够做到"斩草除根"。故手术治疗适合于Ⅰ期、Ⅱ期、ⅢA 期和部分ⅢB 期非小细胞肺癌患者。

肺癌放射治疗

1895 年 11 月，德国物理学家伦琴发现了 X 线，这种射线是我们肉眼看不到的，但具有很高的穿透本领，能透过许多不透明的物质。几个月后，X 线就在医学上得到了运用，拉塞尔·雷诺兹制造了 X 光机，用于在没有切口的情况下观察人体内部情况。1897 年，法国科学家首次用 X 射线治疗晚期乳腺癌，开创了肿瘤放射治疗的新篇章。1899 年，俄罗斯的医师治愈第一例皮肤癌，放射治疗地位被认可，同时也认识到 X 射线可引起皮肤和内脏器官的损伤。

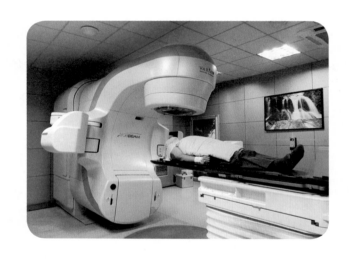

有发现就会有更新，最早用的是常规二维放疗技术，定位范围不够精确，X 线在杀死肿瘤细胞的同时，也损伤了太多正常组织。20 世纪 90 年代，在计算机辅助下有了三维适形放疗、调强放疗、立体定向放射治疗、质子放疗等，简单来说技术的发展让放疗更为精确、精准，在肿瘤接受更多射线照射的同时

限制正常组织器官的照射剂量，在大大提高了肿瘤治愈率的同时明显降低了放疗的副反应。

放射治疗也是肺癌治疗的重要手段之一，在各个病期中都能用到放射治疗。据统计，大约 60%~70% 的肺癌患者在病程的不同阶段需要接受放射治疗。有单纯依靠放疗治愈的患者，更多的患者需要联合其他治疗手段来治疗。

根据放射治疗的目的不同，肺癌的放疗包括：根治性放疗、同步放化疗、辅助放疗、姑息性放疗和预防性放疗。不能耐受手术或拒绝手术的早期非小细胞肺癌患者可选择根治性放疗；部分Ⅲ期不能手术的非小细胞肺癌患者可选择放疗联合化疗同时进行；对于Ⅲ期能手术的非小细胞肺癌患者，如患者术后病理有纵隔淋巴结转移需要接受术后辅助放疗，另外部分手术困难的非小细胞肺癌患者可先行术前放疗，再行手术治疗；对于有远处转移的晚期肺癌患者比如有骨或脑转移，可进行姑息性放疗以改善症状；局限期小细胞肺癌进行放疗联合化疗的治疗；治疗效果好的局限期小细胞肺癌需进行预防性全脑放疗。

很多人好奇放疗是怎么做的，它的过程大约分为三大步：

第一步，评估是否适合做放疗

患者来到专科医院或者综合医院的放疗科，医生根据患者病灶情况、治愈效果、副作用能否承受等做综合评定，然后给患者提出放疗建议，符合放疗指征的患者，开始安排放射治疗。

第二步，设计治疗计划

放射治疗是团队协作的过程，需要医生、物理师、技师共同努力，从体膜制作到计划完成，整个流程大概需要 4 天到 1 周的时间。医生会借助 CT 的图像勾画出肿瘤的照射靶区，并详细标记出肿瘤区域、保护正常组织区域以及建议的放疗剂量。医生确认计划合格后，物理师通过特殊模具完成剂量验证合格后，放射技师开始工作。首先患者平躺于治疗机的治疗床上，按照定位体位重复摆位，当立体激光灯与患者皮肤或者面罩标记完全重合后进行摄片，通过软件确认各项参数符合要求后开始放疗。

第三步，开始治疗

放疗一般是每周 5 次，总疗程 5~7 周，每次治疗从几分钟到几十分钟不等，这取决于病种及医院的放疗设备。患者每次放疗时借助体膜固定在治疗床上，在治疗过程中不可擅自乱动，姿势改变可能会造成射线照在正常组织上，引起不必要的伤害，如有不适，可以通过监控设备及手势示意和召唤治疗控制室的技术员。

肺癌化学治疗

肿瘤化学治疗简称化疗，是一种系统性全身治疗手段。化疗的机制是化疗药物通过口服、静脉注射或静脉点滴等进入人体内杀死癌细胞，属于全身治疗的范畴。有"谈癌色变"之说，更有"谈化疗色变"之说，人们认为"化疗对人体副作用很大""化疗让患者死得更快"等等，颇有畏惧之心。但化疗确实是肿瘤治疗的重要手段之一，部分病种通过单纯化疗就有可能治愈，比如淋巴瘤、白血病、生殖细胞恶性肿瘤等。部分晚期肿瘤通过化疗可改善症状、减轻痛苦、延长生命，另外化疗作为辅助治疗手段，配合手术和放疗可以明显提高治愈率。

当然，化疗的毒副作用我们也不能完全避而不谈，让人难受的化疗副反应主要来自胃肠道反应（恶心、呕吐）、白细胞下降导致乏力和感染，还有大部分患者有掉头发等反应。其实肿瘤患者是否接受化疗需要考虑以下几个问题：首先，化疗药物在不断更新换代升级，化疗带来的副作用已经大大减少；其次，大部分毒副反应都有专门的药物进行抵抗，这方面药物也在更新，大大减轻了化疗毒副反应，起到对化疗毒副反应的预防和治疗作用，所以我们有很多患者做完化疗当天就出院或者

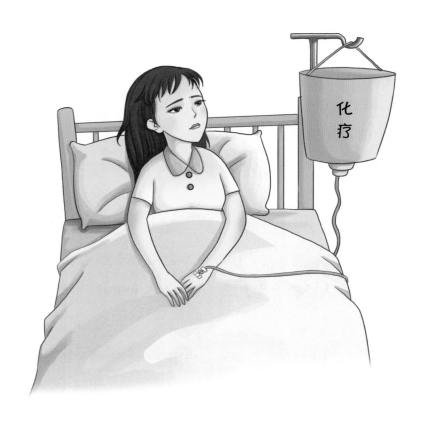

化疗后第二天出院；最后，我们应该衡量化疗带来的治疗作用和副反应哪个更大，也就是衡量利弊，这个应该听医生的，医生知道化疗治疗肿瘤患者的有效率和能提高的生存率，这就是利，同时医生也能根据患者体力状态和各脏器功能评估患者耐受性，也就是评估肿瘤患者化疗后副反应发生概率及严重性，这就是弊。利大于弊，可行；弊大于利，放弃。

当然，化疗在肺癌治疗中也发挥重要的作用，尤其是小细胞肺癌，各个时期均应接受化疗，能带来生存获益，早期小细胞肺癌联合放疗可达到根治目标，晚期小细胞肺癌可延长患者生命，改善生活质量。

对于非小细胞肺癌，根据治疗方式不同可分为新辅助化疗、辅助化疗、姑息性化疗、维持化疗、同步放化疗等。

新辅助化疗是指手术前进行的全身化疗，主要目的为缩小肿块、杀灭转移细胞，以保证后续手术顺利开展。局部晚期非小细胞肺癌患者由于肿瘤负荷较重，单纯手术治疗难度较大，经过新辅助化疗后可缩小瘤体，使部分不能手术切除的肿瘤变为可切除。

辅助化疗是对肿瘤进行手术治疗后，使用化疗药物，尽可能消灭残存的微小转移病灶，减少了肿瘤复发和转移的机会，从而提高治愈率。Ⅰ期～ⅢA期的非小细胞肺癌患者术后仍然会出现局部复发或远处转移，因此医生尝试使用辅助化疗来减少复发或转移，改善预后。2004年，发表在新英格兰杂志的国际肺癌辅助化疗研究试验基本确立了非小细胞肺癌术后辅助化疗的地位和作用，目前多项临床研究证实，术后辅助化疗可带来无疾病进展生存时间延长，甚至可取得总生存率获益，术后辅助化疗能够使非小细胞肺癌患者生存获益这一研究结果逐渐得到公认。目前，非小细胞肺癌患者根治术后接受辅助化疗已成为基本共识。

姑息性化疗是指转移性晚期非小细胞肺癌接受的化疗。尽管近些年来靶向、免疫等治疗方法使肺癌的治疗迈入新的阶段，但不可否认的是化疗仍是肺癌治疗的基石之一。对于驱动基因阴性的晚期非小细胞肺癌仍然是通过使用化学治疗药物杀灭癌细胞达到治疗肿瘤的目的，与最佳支持治疗相比，以铂类药物为基础的联合化学治疗方案很早就被证实可控制并改善晚期非小细胞肺癌患者的症状，延长其生存期。化疗的地位正在受到免疫治疗的挑战，未来将有更多晚期非小细胞肺癌患者免受化疗之苦。

维持化疗是指在先期切实有效地诱导治疗，将大部分肿瘤细胞清除之后，选择性地给予有效、低毒、方便的药物长期治疗以巩固和延长已取得的疗效的模式，以期大幅度延长无疾病进展生存时间和总生存率。简单来说维持化疗是对完成一线化疗后病情稳定的患者，在二线化疗前所进行的治疗。维持化疗的理论认为尽早使用非交叉耐药的药物，可杀死更多的肿瘤细胞，从而达到最佳的治疗效果。

同步放化疗是指针对不可手术的局部晚期非小细胞肺癌患者，采用放疗联合化疗同期进行的方式进行的治疗，效果优于单纯放疗。

肺癌靶向治疗

近十余年来，肿瘤的治疗方案中出现了一个新的名词——分子靶向治疗。它的神奇之处在于，部分恶性肿瘤接受靶向治疗后，其治疗效果有巨大的提高，而且副反应减少很多，与肿瘤化疗相比，优势不止一点点。

那么什么是靶向治疗呢？现代医学研究证实癌症与基因密切相关。越来越多的致癌基因被发现，当这些基因发生功能丢失令导致点突变或者染色体重排，从而导致恶性肿瘤发生发展，促进肿瘤生长繁殖。而靶向治疗就是靶向药物进入人体内后可以直接与那些致癌点结合使肿瘤细胞死亡，不伤及无辜，不损伤体内正常细胞，从而达到治疗肿瘤的目的，所以靶向药物有"生物导弹"之称。靶向治疗简单来说就是通过检测找到靶点，用药物针对这个靶点起作用而控制肿瘤。

自 2000 年以来，靶向治疗迅猛发展，推动肺癌的治疗进入靶向时代。自 2005 年一代肺癌靶向药进入中国，靶向药物越来越多，使晚期肺癌患者的生存期得到显著延长。

靶向药物越多，我们要了解的知识也就越多越复杂。既然是靶向治疗，那么既需要有靶，同时也需要有针对这个靶的武器——靶向药物，那么我们就需要了解肺癌患者靶点是什么？

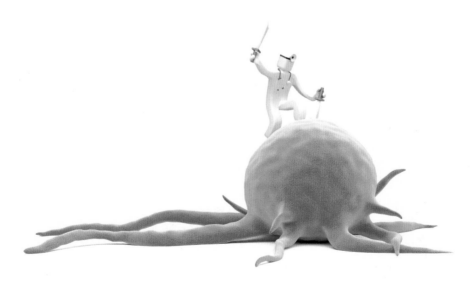

确定靶点后如何在众多的靶向药物中做出优化选择？靶向药物治疗后必将面临耐药，也就是总有治疗无效的时候，接下来我们应该如何应对？

前面已经大概讲了基因检测的问题，目的就是看有没有基因突变，突变类型是什么，以指导靶向药物治疗。目前，有靶向药物的突变有 EGFR 突变、ALK 融合和 ROS1 融合。

EGFR 突变肺癌

EGFR 是表皮生长因子受体家庭成员之一，是一个基因，作为细胞增殖和信号传导的受体，对表皮生长非常重要，如果没有 EGFR 信号，我们皮肤受伤后就无法正常愈合。正常情况下，EGFR 的作用是精准地控制细胞的生长、繁殖和分化，功能完成就会被关闭，如果出现突变，EGFR 无法被关闭，功能持续活化，刺激细胞无休止地生长，最终导致癌症发生和转移。

EGFR 突变在非小细胞肺癌中是最常见的，且突变概率与人种有很大的关系，亚洲女性有很高的突变率，为 61.1%，尤其是不吸烟、年轻的女性腺癌患者突变率高，亚洲男性突变率也有 44%，远远高于欧洲男性的突变率 8.2%。这意味着很多中国人能从 EGFR 靶向药物中获益，因此，EGFR 突变被很多医生戏称为"东方人的礼物"。

不同患者之间，EGFR 突变是不一样的，EGFR 常见突变位点发生在 18~21 号外显子，其中 19 号外显子缺失突变占 45%，21 号外显子 L858R 点突变占 40%~50%，这两种突变为常见突变，除这两个突变外，其他突变发生概率较低，称为罕见突变。

如果非小细胞肺癌患者检测有上述两种常见突变，我们可选择的靶向药物非常多，有三代药物可选择：一代有吉非替尼（易瑞沙、伊瑞可）、厄罗替尼（特罗凯）、埃克替尼（凯美钠）；二代有阿法替尼（吉泰瑞）；三代有奥西替尼（泰瑞沙）。

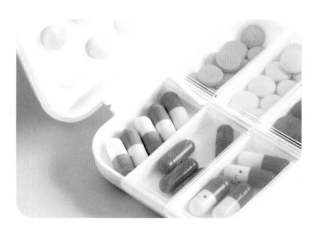

在这里介绍一些医学专业名词：

肿瘤的疗效评价

肿瘤疗效评价－靶病灶：

完全缓解（CR）所有靶病灶消失，无新病灶出现，且肿瘤标志物正常，至少维持 4 周。

部分缓解（PR）靶病灶最大径之和减少 ≥ 30%，至少维持 4 周。

疾病稳定（SD）靶病灶最大径之和缩小未达 PR，或增大未达 PD。

疾病进展（PD）靶病灶最大径之和至少增加 ≥ 20%，或出现新病灶。

注：如仅一个靶病灶的最长径增大 ≥ 20%，而记录到的所有靶病灶的最长径之和增大未达 20%，则不应评价为「PD」。

肿瘤疗效评价－非靶病灶：

完全缓解（CR）非靶病灶消失，肿瘤标记物正常。

未达完全缓解（PR）/稳定（SD）非靶病灶减少，但一个或多个非靶病灶存在；和 / 或肿瘤标记物高于正常；如病灶减少、但肿瘤标记物不正常，可判断为 SD。

疾病进展（PD）出现一个或多个新病灶和 / 或非靶病灶明显进展。

总生存期（OS）从随机化开始至因任何原因引起死亡的时间。

总缓解期（Duration of overall response）从第一次出现 CR 或 PR，到第一次诊断 PD 或复发的时间。

疾病稳定期（duration of stable disease）是指从治疗开始到评价为疾病进展时的这段时间。

无病生存期（DFS）或者无疾病生存时间是从随机入组开始到第一次复发或死亡的时间。

无进展生存期（PFS）从入组开始到肿瘤进展或死亡之间的时间。

至疾病进展时间（TTP）是指从随机化开始至出现疾病进展或死亡的时间。

治疗失败时间（TTF）从随机化开始至治疗中止 / 终止的时间，包括任何中止 / 终止原因。

疾病控制率（DCR）：CR+PR+SD

客观缓解率（ORR）指肿瘤缩小达到一定量并且保持一定时间的患者的比例，包括 CR+PR 的病例。

总缓解率（ORR）经过治疗 CR+PR 患者总数占对于总的可评价病例数的比例。

缓解率（RR）达到 CR、PR 的患者占同期患者总数的百分比。

临床获益率（CBR）：CR+PR+SD

客观缓解率：肿瘤经治疗后缩小达到一定量并且保持一定时间的患者的比例，包括 CR（所有目标病灶消失）+PR（治疗前病灶长径之和缩小 ≥ 30%）的病例。

PFS（无进展生存期）：临床试验研究中，从随机化开始到肿瘤进展或死亡的时间。

在没有靶向治疗之前，以铂类药物为基础的双药化疗是晚期非小细胞肺癌的一线标准治疗。在具有划时代意义的 IPASS 临床药物试验中，1217 例晚期肺腺癌患者被随机分为紫杉醇 + 卡铂方案的一线化疗组和吉非替尼靶向药物的一线治疗组。从表格中的研究结果证实了 EGFR 突变阳性尤其是 EGFR19 缺失和 EGFR21 的 L858R 点突变的肺腺癌人群才是 EGFR 靶向治疗的优势人群。这个研究的意义就在于 EGFR 靶向治疗成为有 EGFR 突变的晚期肺腺癌患者一线标准治疗。

有无突变	EGFR 突变		EGFR 野生型	
治疗方法	靶向治疗	化疗	靶向治疗	化疗
中位 PFS	9.5 月	6.3 月	5.7 月	5.8 月

换个说法，如果初诊为晚期非小细胞肺癌的患者经基因检测提示有 EGFR19 缺失或 EGFR21 的 L858R 点突变，目前推荐口服一代 EGFR 靶向药物，进口的有易瑞沙和特罗凯，国产的有伊瑞可和凯美钠。不良反应有皮疹、腹泻及肝功能不全等，有些副反应让我们又爱又恨，因为在一定程度上靶向药物的皮疹副反应与临床疗效成正比。

一代靶向药物的经济开支如何呢？药物刚上市时，价格均比较贵，当时也有慈善赠药，但总体来说接受治疗的患者也要花费 12~18 万人民币，部分患者因难以承受经济压力而失去最佳治疗手段。而目前该类药物大幅降价且已进入国家医保目录，同时还有部分慈善赠药计划未变，这几个利好消息可以惠及所有 EGFR 突变型非小细胞肺癌患者。

一代 EGFR 靶向药物，疗效非常好，但迟早会因失去效果而出现肿瘤进展，也就是我们说的耐药问题。耐药的原因是什么呢？各种特定分子的靶向药物只能阻拦肿瘤细胞生长的一条通道，在耐药前，这条通路一直被控制，患者病情可以得到控制，一段时间后，肿瘤细胞也在寻找"生路"，选择其他通路生长，最终该分子靶向药物失去作用，难以阻拦肿瘤细胞的发展，这样就产生了耐药。

产生耐药后我们也应该面对现实，耐药原因可能是因为肿瘤细胞产生了新的基因突变，所以我们应寻找是什么新的基因产生了突变。研究发现，接受 EGFR 靶向药物治疗耐药的肺癌患者，约有 50% 的患者出现了 20 号外显子 T790M 点突变。之后多个研究结果验证了 T790M 基因突变是导致 EGFR 靶向药物众多耐药机制中最主要的一个。

针对这一耐药机制，英国阿斯利康公司开展了一系列研究，开发了针对 T790M 点突变的第三代 EGFR 靶向药物——奥西替尼（泰瑞沙，AZD9291）。研究发现，一代 EGFR 靶向药物耐药后有 T790M 突变的患者接受泰瑞沙治疗的客观缓解率、中位 PFS 分别可达到 71%、10.1 个月，远远高于接受化疗患者的客观缓解率和中位 PFS 的 31%、4.4 个月。还有一个非常有意义的发现，T790M 突变伴有脑转移的患者二线口服奥西替尼靶向治疗，中位 PFS 为 8.5 月，而化疗仅有 4.2 个月，这说明奥西替尼能通过血脑屏障治疗颅内转移瘤。而且有 EGFR 突变的肺癌患者脑转移发生率尤其高，可达到 50%。2017 年 3 月，奥西替尼在中国的上市对肺癌患者来说无疑是雪中送炭，而且副反应发生率较一代 EGFR 靶向药物有所下降。奥西替尼上市后虽然有慈善赠药计划，但价格仍然较高，令不少患者望而却步，每月购药金额 5 万元，第一年需买 4 个月赠 8 个月，总金额为 20 万，之后买 3 个月赠终身，如果治疗效果好，持续时间长，完成奥西替尼全程治疗需要 35 万。

总体来说，EGFR 突变肺癌患者一代靶向治疗药物耐药后，有 50% 的患者会出现 EGFR20 T790M 突变，选择奥西替尼作为二线治疗成为标准。那么还有 50% 的患者使用奥西替尼效果非常差，还不如化疗效果，所以在耐药后需再次做基因检测以明辨是否有 T790M 突变，为后续是选择靶向治疗还是化疗提供依据。

2017 年 11 月份发表在《新英格兰杂志》的一项研究，其设计是 556 例有 EGFR 突变的非小细胞肺癌患者 1：1 随机进入奥西替尼治疗组和标准吉非替尼或厄罗替尼治疗组，目的是观察两个治疗组的无进展生存期。结果是，奥西替尼治疗组和标准治疗组的中位无进展生存期分别为 18.9 个月和 10.2 个月，奥西替尼明显占优势。对于有 EGFR 阳性的脑转移非小细胞肺癌患者，奥西替尼治疗组中位无进展生存期为 15.2 个月，而标准治疗组仅为 9.6 个月。在这个研究中，标准治疗组耐药较早，出现耐药后进行基因检测，如有 T790M 突变则给予奥西替尼靶向治疗，标准治疗组存在交叉用药，目前两组患者在总生存率上无差异。从安全方面考虑，奥希替尼在保护肝功能、降低皮肤反应等方面比标准治疗组有明显的优势。通过这个研究，奥西替尼于 2018 年被批准用于一线治疗 EGFR 突变阳性的晚期非小细胞肺癌患者。

到目前为止，对于 EGFR 突变阳性的晚期非小细胞肺癌患者可能存在以下选择：

先用一代或二代靶向药物，耐药后进行基因检测，有 T790M 突变改为三代靶向药物；

一开始直接用三代靶向药物，耐药后再考虑其他药物。

那么到底如何选择，这里可能需要综合考虑，考虑因素有患者是否有脑转移，一代、二代靶向药物难以通过血脑屏障，而三代优势明显，另外还需考虑患者经济因素，从目前来看，奥西替尼未进入国家医保目录且价格昂贵，经济条件差可优先选择一代或二代靶向药物治疗。

ALK 融合突变肺癌

研究者最早在间变性大细胞淋巴瘤中发现了一种基因，命名为间变性淋巴瘤激酶（ALK）。2007 年，日本学者在一例肺腺癌患者肿瘤组织中发现了 ALK 基因融合突变，并通过多项研究验证，ALK 基因融合突变是具有致瘤性的变异基因，可促使肺癌发生和进展。

ALK 基因融合突变同样仅发生于非小细胞肺癌，在非小细胞肺癌中的突变频率为 3%~5%。尽管 ALK 阳性的非小细胞肺癌在肺癌的比例不如 EGFR 突变非小细胞肺癌患者的比例那么高，但从绝对数来看，每年新发 ALK 阳性非小细胞肺癌患者仍接近 35000 例。因此，准确找出 ALK 阳性的非小细胞肺癌患者并给予相应的治疗是非常有必要的，能显著延长患者生存。

那么 ALK 基因突变如何检测呢？它类似于 EGFR 基因突变检测，仍然需要获得肿瘤样本，可以是手术标本、活检标本，还可以是胸水或血液。最标准的诊断方法是荧光原位免疫杂交（FISH），还可以用免疫组化（IHC）、逆转录 PCR 来检测 ALK 融合突变。最近比较热门的检测方法有二代基因测序（NGS），同样可用来检测 ALK 基因融合突变。

有因必有果，既然我们已经找到了 ALK 基因融合突变是致使肺癌生长和进展的原因，就可以使用药物阻断这条肺癌生长的道路。2011 年，克唑替尼在美国上市，这个药物因具有专门抑制 ALK 融合基因的功能而治疗 ALK 阳性肺癌。

在克唑替尼的临床试验中，用克唑替尼治疗 ALK 基因融合突变肺癌患者的有效率在 70% 以上，而化疗的有效率远远低于这个数值。试验后，克唑替尼靶向治疗理所当然成为 ALK 基因融合突变晚期肺癌的一线治疗选择。

在临床现实世界中，ALK 基因融合突变肺癌患者虽然少，但在多年的临床工作中也见过不少，克唑替尼治疗该类患者起效非常快。曾有一位肺腺癌术后患者（术后标本基因检测提示ALK 基因融合突变），术后完成辅助化疗，后该患者出现一些不典型神经系统症状，进行颅脑 MRI 检查提示脑膜转移，口服克唑替尼治疗仅 3 天，大部分症状得以缓解。

　　克唑替尼治疗肺癌过程中同样存在耐药的问题，通常口服克唑替尼治疗 10~12 个月左右，会出现肺部原发肿瘤或转移病灶的进展，宣布治疗无效。这个时候跟 EGFR 突变类似，可能是在治疗过程中出现 ALK 的其他类型突变而使肿瘤再次开始生长，还有一种可能是其他基因出现突变而导致的。故我们要做的仍然是再次获取肿瘤标本行基因检测，明确肿瘤耐药原因，才能知道如何治疗。

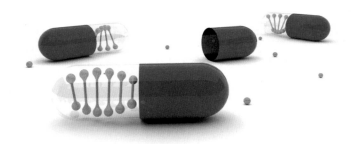

针对 ALK 基因新突变，目前已经研发了二代、三代 ALK 抑制剂，尤其是艾乐替尼在临床研究中治疗 ALK 基因融合突变肺癌表现突出，其中位 PFS 达到了 35 个月之多。我们说靶向治疗是肺癌的重大突破，而艾乐替尼则在肺癌靶向治疗中获得了重大突破，有望使晚期肺癌成为慢性病。

如在治疗耐药后通过基因检测发现其他基因突变，这可以理解为肺癌细胞生长的这条路被阻断，肺癌细胞找到了新的出路继续生长。这个时候最佳的办法是使用新的药物阻断这条新的出路，也就是找到新的靶向药物治疗。

肺癌免疫治疗

2018 年 10 月 1 日，诺贝尔生理学及医学奖揭晓，获奖者是美国免疫学家詹姆斯·艾利森（James Allison）和日本生物学家本庶佑（Tasuku Honjo），他们都是因为在肿瘤免疫治疗方面做出巨大贡献而获奖。

虽然诺贝尔奖刚诞生，但肿瘤的免疫治疗时代早已到来，而且已经取得不错效果，在多种肿瘤治疗上已"开花结果"，美国食品药品监督管理已批准 7 种免疫治疗药物。2018 年 6 月，纳武单抗药（俗称"O"药）和帕博利珠单抗药（俗称"K"药）先后在中国开售，两药的适应证均有非小细胞肺癌。而国产免疫治疗药物，比如百济、恒瑞以及基石均在非小细胞肺癌中开展临床试验，目前已显示良好的治疗效果，相信不久的将来也将上市用于临床治疗。

人体内正常细胞在多因素作用下可能转变为肿瘤细胞，肿瘤细胞就相当于体内的"叛徒"，为异己分子，正常情况下，人体内也有免疫细胞，相当于警察，可以识别"叛徒"并将其清除，将肿瘤扼杀在摇篮中。在有些情况下，"叛徒"可以伪装自己不被"警察"识别而逃过被抓捕，同时具有超强繁殖能力。或者"警察"因为某些原因消极怠工不去清除体内的"叛徒"，从而"叛徒"集结成群而生长为肿瘤。这就是肿瘤和免疫的关系。

那么肿瘤细胞是如何伪装自己的呢？免疫细胞为何消极怠工呢？早在 20 世纪 90 年代，欧美科学家研究发现肿瘤细胞表达的 PD-L1 和 CTLA-4 正是肿瘤细胞华丽的伪装外衣，可逃避免疫细胞的检测和攻击。另外免疫细胞表达的 PD-1 与肿瘤细胞配合默契，成为免疫细胞消极怠工的原因。当然这只是目前了解的原因，还有其他原因等待科学家们去研究发现。

肿瘤免疫治疗就是医学上通过药物或一些手段提高人体免疫系统功能，清除体内的肿瘤细胞。目前最热的肿瘤免疫治疗就是利用药物针对肿瘤细胞的 PD-L1 和 CTLA-4 以及免疫细胞的 PD-1，激活免疫细胞，去除肿瘤细胞的伪装，这样免疫细胞可以重新识别肿瘤细胞并对其进行杀灭而治疗肿瘤。这类药物叫免疫检查点抑制剂。

目前在国内上市的"O"药和"K"药均可用于治疗晚期肺癌。从临床试验研究结果来看，肺癌免疫治疗总体有效率也就在 10%~20% 之间，所以说不是所有的肺癌患者都适合当前的免疫治疗，免疫治疗药物不是神药，不是万能的。获益肺癌患者肯定是有的，目前有三个检测指标可以预测免疫治疗效果：

PD-L1 表达水平：如果肿瘤组织以及肿瘤周围组织的 PD-L1 表达率小于 1%，表示 PD-L1 抗体的疗效较差，不推荐使用；如果肿瘤组织以及肿瘤周围组织的 PD-L1 表达率大于 1%，使用 PD-1 抗体的疗效较好，临床推荐联合化疗药物使用；如果 PD-L1 表达率大于 50%，预示 PD-L1 抗体的疗效较好，推荐单独使用。

微卫星不稳定（MSI）：研究发现，这项指标似乎更适用于消化道恶性肿瘤对 PD–1 抗体疗效的评估。对于该指标，目前的研究共识认为，如果肿瘤组织中微卫星处于高度不稳定（MSI–H）的状态，使用 PD–1 抗体的有效率会明显高于微卫星不稳定性低（MSI–L）的状态和微卫星稳定的状态（MSS）。

肿瘤突变负荷（TMB）：如果肿瘤组织中突变的基因多，也就是存在太多的异常，肿瘤细胞伪装较为困难，可以激活身体免疫系统的可能性就大，这样从免疫治疗中获益的概率就会大。所以，TMB 高突变也是预测使用 PD–1 抗体有效性的一个重要的生物标志物指标。

　　目前关于肿瘤突变负荷（TMB）的标准还有争议，不同的检测方法也没有确定。但如果最终获得批准，肯定又能帮助到一些患者。

肺癌的治疗原则

前面已系统介绍了肺癌的各种治疗手段，包括手术治疗、放射治疗、化学治疗、靶向治疗和免疫治疗。肺癌诊断明确后，需进行多学科会诊，根据患者状况、病理、分期等特征，有计划、合理地联合应用现有的各种手段进行治疗，以达到最大程度杀灭肿瘤、控制肿瘤、延长患者生存时间等目的。

小细胞肺癌

前面已说到小细胞肺癌具有生长迅速、转移较早的特点，在肺癌中分化最差，恶性程度最高。而且近年来，小细胞肺癌的治疗方案没有明显的进步，总体原则仍然是以化疗为主、联合局部放射治疗的方案，从早期到晚期均需化疗。手术治疗仅仅适合于肺部单发肿块的小细胞肺癌，也就是说只有Ⅰ期没有纵隔淋巴结转移的小细胞肺癌可以从手术治疗中获得好处，而且无论手术是如何做的，是成功还是不成功，手术之后的化疗是必须要的。

小细胞肺癌化疗方案：

依托泊苷 + 顺铂或卡铂；

伊立替康 + 顺铂或卡铂。

一般需要 4~6 个周期的化疗。

小细胞肺癌的化疗方案非常单一，很多患者家属可能会问，这么便宜的药有用么？可以给我用进口药物吗？作为医生只能这样告诉你，治疗有效或者无效不能以药物的价格来评判，目前没有其他药物方案的治疗效果会优于这两个化疗方案的治疗效果。

小细胞肺癌的另外一种分期方法，分为局限期和广泛期。简单地理解，就是肺部病灶是否位于一侧胸腔，能不能被包括在单个可耐受的放射野里。局限期是病变局限于一侧胸腔、可被包括于单个可耐受的放射野里；广泛期为病变超出同一侧胸腔，包括恶性胸腔、心包积液及远处转移。目前国内常用的局限期定义为病变局限于一侧胸腔、纵隔、前斜角肌及锁骨上淋巴结，但不能有明显的上腔静脉压迫、声带麻痹和胸腔积液。

那么小细胞肺癌应该如何联合放疗应用呢？

对于局限期小细胞肺癌，首选的方案就是化疗联合肺部原发灶放疗同时进行，这样会明显增加患者的中位生存期。有时候虽然是局限期，但肺部病变比较大，可能一开始无法进行局部放疗，这个时候可先进行化疗，待肺部病灶缩小后再化疗联合放疗进行治疗，这里我们要注意的是肺部病灶放疗还是需要尽早进行，开始越早效果越好，最好于化疗第 1~2 周期开始进行肺部原发灶放疗。

放疗有两种分割方式：

总剂量 45Gy，分 30 次完成，每日 2 次；

总剂量到达 60~70Gy，每次 1.8~2Gy，每日 2 次。

对于广泛期小细胞肺癌，治疗以姑息性治疗为主，毫无疑问仍然是首选依托泊苷 + 顺铂方案化疗，化疗的时间仍然是 4~6 个周期。针对骨转移灶做放疗，80% 以上的患者可以改善骨转移所致疼痛症状。小细胞肺癌脑转移发生率高，且化疗药物不能通过血脑屏障进入颅内杀死颅内转移的肿瘤细胞，这个时候又该是放疗来解决这个问题了——全脑放疗。

广泛期小细胞肺癌肺部病变需要放疗吗？如肺部或纵隔病灶压迫上腔静脉可进行局部放疗解决梗阻症状；另外，如一线化疗效果较好的患者，远处转移灶控制非常好，针对肺部原发灶进行放疗可提高患者生存时间。存在肝转移的患者从胸部放疗中获益少。

小细胞肺癌脑转移发生率非常高，对于局限期小细胞肺癌，通过全身化疗和肺部病灶放疗达到完全缓解后，给予全脑预防性放疗可以降低脑转移发生率，并可转化为患者的总生存率的提高。但全脑放疗副反应主要为认知功能障碍，发生率较高，影响患者生存质量。

上述的所有治疗都需要在患者能耐受的情况下完成。

小细胞肺癌没有特定靶向药物治疗，免疫治疗也处于研究的初级阶段，从已经结束的临床试验可以看出，PD-1抑制剂单药或者与CTLA-1抑制剂联合使用在治疗小细胞肺癌方面已经体现出一定优势，但是免疫检查点抑制剂与其他肿瘤治疗方法相结合，治疗小细胞肺癌的疗效究竟如何，目前还没有确切的结论。相信随着临床经验的不断积累，临床试验数据的不断丰富，免疫治疗必然会在不久的将来在小细胞肺癌治疗中起到越来越重要的作用。

非小细胞肺癌

非小细胞肺癌病理类型大都是鳞癌和腺癌，治疗方案的选择仍然跟分期有密切关系。近年来，无论鳞癌还是腺癌，晚期肺癌的治疗进展都有较大的飞跃，对患者来说获得了巨大的生存获益，尤其是腺癌。早期及中期非小细胞肺癌治疗原则及进展变化不多。

Ⅰ期非小细胞肺癌

首选手术治疗，5 年生存率在 70% 以上。

如患者因心肺功能差等原因不能耐受手术，或患者拒绝手术治疗，放疗是不错而且可行的选择，采用立体定向放射治疗（SBRT）可以获得不差于手术的治疗效果，放疗对心肺功能的要求不高。

Ⅱ期和Ⅲ期非小细胞肺癌治疗模式选择

这部分患者就是我们所说的中期患者，治疗模式的选择就没有那么单一了，需根据具体情况选择。

手术 + 辅助化疗 ± 辅助放疗　完成各项检查后，在外科医师评估手术可行或可耐受手术的情况下，首选手术治疗。术后需进行辅助化疗，辅助化疗最高可提高 8% 的 5 年生存率，术后分期越晚，患者获益越大，也就是说分期越晚越需要加用术后辅助化疗，需完成 4~6 个疗程化疗，目前更支持做 4 个疗程化疗。当然术后辅助放疗不是必须的，大样本回顾性研究发现，手术后加用术后辅助放疗较手术后未进行放疗 5 年生存率反而下降，结果看上去不合理，那么就进一步按淋巴结分期进行分析，发现仅仅是手术后病理淋巴结分期为 N_2 时，进行术后辅助放疗患者的 5 年生存率是获益的，后来经前瞻性研究也得以证实。

所以在下列情况下手术后需要加术后辅助放疗：手术后病理检查有纵隔淋巴结转移；手术后肿瘤未完全切除；术后病理检查，手术标本切缘见癌细胞。

如果一个患者手术治疗后既需要化疗，还需要放疗，那么放疗和化疗应该如何安排呢？这可不是随意的，安排的方式对患者的生存状况也是有影响的。目前研究认为，在肿瘤被完全切除的情况下，先做术后辅助化疗再做术后辅助放疗是最佳顺序；在肿瘤未被完全切除的情况下，可以使用同期放化疗的方式，也可以使用先化疗再放疗的顺序模式，两种方式生存率基本相似。

简单了解一下非小细胞肺癌化疗药物及选择。

铂类：顺铂、卡铂、奈达铂。

其他：多西他赛、紫杉醇、吉西他滨、长春瑞滨、依托泊苷、培美曲赛二钠。

一线化疗通常是两种药物联合使用，一般是一种铂类药物加上另外一种药物，其他类药物的选择需依据患者病理类型，比如非鳞状细胞非小细胞肺癌，首选培美曲赛二钠联合铂类化疗；而鳞状细胞癌首选吉西他滨联合铂类药物化疗。

手术＋辅助吉非替尼靶向治疗　靶向治疗既往均用于晚期不可手术的非小细胞肺癌患者。2017 年 11 月，广东省人民医院吴一龙教授牵头的肺癌术后辅助靶向研究发表在《柳叶刀肿瘤学》杂志上，这个研究把靶向药物治疗推向了肺癌的更早期阶段，用于术后辅助治疗。当然患者是高度选择性的，需要是 N_1/N_2 驱动基因 EGFR 突变阳性的患者，手术后口服靶向治疗药物可使手术后复发时间大大推后，这部分患者可免受术后辅助化疗之苦。

新辅助放化疗 + 手术 肺癌患者虽未出现远处转移，但肺内病灶较大，手术难度大，可以先做放疗及化疗，使局部病灶缩小，这样可使肺癌的分期下降，在外科医师的重新评估下也许可能变为可以手术治疗。目前这种治疗模式的临床研究结果不一致，但是这种治疗模式在肺上沟瘤患者中的应用是比较肯定的，是肺上沟瘤的标准治疗模式。

同步放化疗联合免疫治疗 部分中期患者因心肺功能等原因不能耐受手术、患者拒绝手术、外科医生评估肿瘤不能被完全切除，这部分患者的标准治疗是同步放化疗，但其效果却不好，中位 PFS 仅在 11 个月左右，已开展许多临床研究试图提高其治疗效果，比如在同步放化疗后加用巩固化疗，还有在同步放化疗之前先使用诱导化疗，结果都以失败而告终。在同步放化疗的治疗模式中，化疗方案依托泊苷 + 顺铂目前仍然是首选，更改其他方案后亦未见其转化为患者的 5 年生存率的提高，当然部分方案化疗使患者毒副反应发生率减少。

在 2017 年年底发表在《新英格兰杂志》的放化疗后的免疫治疗研究中，患者在同步放化疗后采用免疫治疗作为巩固治疗，中位 PFS 达到了 16.8 个月，是单纯同期放化疗组的 3 倍，所以 2018 年第一版《美国国立综合癌症网络指南》立即进行了更新，不可手术的非小细胞肺癌患者在同期放化疗后推荐使用免疫治疗进行巩固治疗。2018 年在加拿大召开的世界肺癌大会更新了这一试验结果，2 年的总生存率为 66%，单纯同期放化疗组为 55%。国内基石药业也启动了类似多中心三期随机双盲对照研究，巩固免疫治疗也能使国内肺癌患者受益。

Ⅳ期非小细胞肺癌

晚期非小细胞肺癌的治疗方案为姑息性治疗，使用目前治疗手段可以达到改善患者生存质量、延长患者生存时间的目的。随着靶向治疗和免疫治疗的研究进展，治疗方式选择依据病理类型和分期是不够的，还需要依据分子分型，治疗前需把功课做足。研究者的努力也得到了巨大的回报，部分晚期非小细胞肺癌的治疗其中位 PFS 达到了 35 个月之多。

驱动基因阴性非小细胞肺癌：一线治疗仍然是全身化疗，化疗的中位 PFS 仅有 4~6 个月，在化疗的基础上联合抗血管生成治疗有一定获益，联合免疫治疗仍在研究当中。二线治疗的标准是单药化疗，免疫治疗是可选择方案，目前也有大批临床药物试验正在进行。

　　驱动基因阳性非小细胞肺癌：一线治疗为靶向治疗，靶向治疗药物选择依据基因检测结果。靶向治疗耐药后需进行二次基因检测，检测到驱动基因阳性后仍然是进行更换药物靶向治疗，如无基因突变，二线治疗使用化疗。

　　同样在晚期非小细胞肺癌治疗中，放射治疗这一局部治疗手段也非常重要，如患者存在骨转移或脑转移，放射治疗仍然是必须的。虽然部分靶向治疗对驱动基因阳性非小细胞肺癌脑转移效果可以，但脑转移灶的放疗仍应尽早进行。对于骨转移所致的疼痛症状，姑息性止痛放疗是不二选择。

临床药物试验那点事

　　提到临床药物试验，不少患者的第一反应是抗拒的，认为自己被当作小白鼠，用健康甚至生命为后人"作嫁衣裳"。然而参加过临床研究的患者又都表示愿意再次参加，这又是为什么呢？

　　首先我们应该知道什么是临床药物试验。临床药物试验是指对人体进行药物研究，证实该药物的作用、不良反应和药物的吸收、分布、代谢和排泄，最终目的是确定药物的疗效与安全性。

无论是在中国，还是在其他国家，所有的新药新疗法在上市前都必须进行临床试验。我们目前正在使用的标准治疗药物都通过了临床药物试验。

临床试验分为Ⅰ、Ⅱ、Ⅲ、Ⅳ期。具体内容和目标如下：

Ⅰ期临床试验 初步的临床药理学及人体安全性评价试验。以健康志愿者为主要受试对象，观察人体对于新药的耐受程度和药代动力学，探索安全有效的剂量，提出合理的给药方案。这一期临床试验俗称爬坡试验。该期需要病例数较少，一般为20~80例。

Ⅱ期临床试验 治疗作用初步评价阶段。其目的是初步评价药物对目标适应证患者的治疗作用和安全性，也包括为Ⅲ期临床试验研究设计和给药剂量方案的确定提供依据。该期的病例数比一期多，一般为100~300例。

Ⅲ期临床试验 治疗作用确证阶段。其目的是进一步验证药物对目标适应证患者的治疗作用和安全性，评价利益与风险的关系，最终为药物注册申请获得批准提供充分的依据。该期的病例数更大，一般为1000~3000例。

Ⅳ期临床试验　　新药上市后由申请人自主进行的应用研究阶段。其目的是考察在广泛使用条件下的药物的疗效和不良反应。通常是回顾性的，评价在普通或者特殊人群中使用的利益与风险关系，改进给药剂量等。

当然，尽管临床试验分期进行，但对于同一药物患者并不需要经历所有分期。

归根结底，患者对于临床试验的纠结首先来自于其安全性，然后就是试验药物的有效性。事实上，大家尽可放心，临床试验的宗旨是不损害患者利益，通常可能给患者带来好处。

首先，能够正式进入临床试验的药物一定是已经进行了大量的先期动物试验的药物，其安全性和有效性已经得到验证。

其次，临床试验均是在按照我国药品食品监督管理局颁布的《药物临床实验质量管理规范》的要求下进行的。根据该《规范》，研究中必须保障受试者的权益并保证其安全。我国对新药的临床试用有严格的审查和资格要求。新药要经国家药品食品监督管理局的审查批准，取得新药的临床试验批准文件（文号）之后，才有可能在指定的医院（药物临床试验机构）中进行。

而且，许多大型的临床试验还有一个独立的安全性监测委员会，定期对临床试验中发生不良反应的病例进行检测，确保临床试验对象的安全性。患者也有权利在试验的任何阶段由于任何原因而退出临床试验。

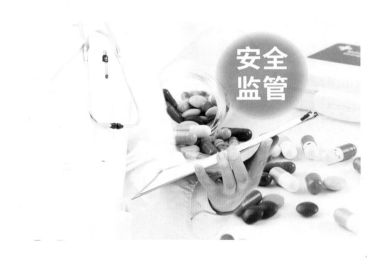

总之，进入临床试验的药物已经做了安全性和有效性的验证，同时又有法律和文件保证患者的利益，患者大可不必太担忧。

下面来说患者加入临床药物试验的益处和风险。

绝大多数临床试验都免费提供试验药物，这可以给患者免去沉重的经济负担。而且参加临床试验有可能获得治愈、延长生存或减轻痛苦等益处，这些有可能是采用常规治疗无法取得的。

患者参加临床试验可以充分了解当前国际上针对自己疾病的治疗水平和最新进展。

患者参加临床试验，其病情能得到更好的照料和关注。

益处

如果一项临床试验未能成功治疗患者的疾病，医生也许会建议患者停止参与本组临床试验，在某些情况下，患者可以得到入组其他临床试验的机会。

主持临床试验的都是该领域最权威的专家、最权威的医院，参加试验的患者可以定期与专家密切联系，更全面地监控病情变化，更细致地控制试验期间的各种不适，这在诊疗时间格外紧张的现实中是一条绿色通道。

很多新药都是针对现有各种治疗无效时开发的，对于这部分患者，临床试验几乎成为了救命稻草，这是一条提前获得最新科研成果的快捷通道。

风险	尽管临床试验是严谨的、安全的，但不排除有可能会有一些严重的、甚至危及生命的毒副作用，当然这种概率很低。
	临床试验的治疗可能无效。
	参加临床试验要比普通治疗会花费患者更多的时间和精力，比如需要频繁去试验点、接受更多的治疗、在医院停留的时间长，有时还需要联合用药。
	可能被分到对照组。对照组有两种情况：第一类是安慰剂组，即与研究药物外表（形状，颜色，大小等）一样，却没有有效药物成分的药丸；第二类是拿目前已经确定疗效的某种其他药物作为对照，来评价新药的疗效。第二类情况是患者及家属比较容易接受的，因为不管在哪组，都可以免费获得治疗药物。但第一类情况就比较麻烦了，患者不免会担心延误治疗。

说了这么多，相信大家对药物临床试验有一个大概的认识和了解了吧。药物临床试验对于很多接受常规治疗无效的患者是一个不错的选择，美国的临床指引制定组织国家癌症治疗网络（NCCN）在其指南中就明确指出"患者接受的最佳治疗就是加入临床试验"。

临床试验是一项配合医学研究的、高尚的行为，患者和医生一起为此付出的努力，是医学进步、造福更多患者的基础，我们要为认真参加临床试验，真实记录用药效果的患者和医生点赞！

当然，不是患者想加入临床试验就能进入的，临床药物试验有严格的入组标准和排出标准，以保证试验结束能确认药物的有效性和安全性，这需要听从药物试验研究者的筛选及安排。一旦符合标准进入临床试验，患者需接受额外的多项检查，比如抽血检测等，还需认真严谨配合研究者做好数据收集以及记录，也就是说要有非常好的依从性，不能自己想做什么就做什么，这样才能保证试验数据的真实性和有效性。

怎样加入药物临床试验

如何获取药物临床试验的招募信息

多数时候，患者或家属可以在就诊医院的诊室、走廊或其他位置的信息栏里查看临床试验相关信息。

关注负责临床试验的医生，他们通常也会在自己的各类自媒体空间里发布招募患者的消息。

当面咨询负责试验的主管医生，针对自己的病情向其询问是否可以参加临床试验以及需要满足哪些条件。

临床试验需要什么程序

临床研究必须由国家食品药品监督管理局（简称 CFDA）审查批准。

必须在国家食品药品监督管理局认可的"药物临床试验机构"进行。

必须由有资格的医学专家主持该项临床试验。

必须经独立伦理委员会的审查批准，确认该项研究符合伦理原则，并对临床试验全过程进行监督以及确保受试者的合法权益。

所有申请加入临床试验的患者都要接受入组标准的筛选，符合标准才能入组。这些标准是根据很多因素来制定的，如年龄、性别、疾病类型和阶段、治疗史、患其他疾病情况等。

患者接受临床试验前，要有充分的知情权，并签署知情同意书。

患者需准备好临床试验需要的资料，并做好相关身体准备。

进行临床研究的新药应免费提供给受试者。

关于治疗你可能会问医生的问题

我见到自己邻居患恶性肿瘤，治疗前患者状态非常好，化疗后身体状态就变差了，并于不久去世，是不是化疗会导致患者身体越来越差，我不想做化疗可以吗？

这个问题我们需要从以下几个方面去理解，第一，外界因素。作为医生我也相信您见到邻居的状况是真实的，但是从非专业人士的角度出发，无法知道邻居患病情况，包括患何种肿瘤、分期怎么样，当然更无法知道邻居去世的真正原因，是治疗导致的呢？还是肿瘤导致的呢？假如是治疗导致的也只会是个别现象，而不是所有患者经过化疗后都是这样的。第二，患者找医生看病，医生和患者的目的是一致的，是一条战壕的兄弟，都是为了患者更好。作为患者及患者家属不知道需采取什么治疗方法，所以需不需要化疗还是遵医嘱。如果需要化疗当然也是有依据的，依据就是既往的临床研究能使大部分患者受益。另外一个需要考虑的问题也是患者和家属共同关心的问题——患者能不能耐受化疗？在这个问题上，医生比患者家属更为专业，有各项检测指标作为衡量标准。当然医生认为患者能耐受化疗，也不能保证患者百分之百不出任何问题，也有预料之外的情况发生。其实化疗做与不做，简单来说就是一句话，在可以预测的情况下评估化疗的风险与收益的关系，收益大于风险就是我们可以做化疗的依据。

 我是肺癌晚期，治疗与不治疗我分别能活多久啊？

 答案是无法确定！说实话，说一个肺癌患者可以活多久就像预测一个人可以活多久一样难。医生能给出的生存时间只是一个大概普遍的时间，而不是仅仅指你的生存时间，不治疗的情况下倒可以大概估计，但通过治疗，肺癌患者到底可以活多久，影响因素很多，最重要的因素是患者的分期，分期越晚，生存期越短，其次与是否合并有其他疾病，家属是否全力支持，治疗是否规范等等有关。而且肺癌的治疗日新月异，新的治疗手段越来越多，也许在这种治疗方法或药物治疗无效的情况下出现了另一种有效的药物，所以医生也说不出一个患者的具体生存时间，能给出一个时间也是大概普遍的时间，个体差异是非常大的。

我确定诊断是肺癌后，已经做了肺癌根治手术，医生说手术非常成功，那我为什么还要化疗呢？化疗有效吗？

手术之后需不需要化疗，是根据手术后的病理检查确定的。说个数据吧，相同（病理和分期相同）的一批肺癌术后患者，分成两部分，一部分手术后做化疗，另外一部分手术后不做化疗，5 年后，做了化疗的患者存活比例比没做化疗的患者高 5%~8%，这就是化疗的好处。但对一个患者来说，手术后做化疗有没有好处、有好处的话能带来多少好处是无法回答的。

我确定诊断是肺癌后，已经做了肺癌根治手术，医生说手术非常成功，我不做放疗可以吗？

对于局部晚期手术后的患者，术后病理检查提示有纵隔淋巴结转移，术后放疗可以预防肿瘤的复发。由于肿瘤的生长主要表现为像树根似的浸润性生长，在肉眼可见的大体肿瘤之外常有一些需要显微镜才能发现的亚临床病变，这些病灶手术有时难以切尽，从而成为复发的根源。术后的放疗可以消灭这些显微病变，减少今后的复发。

PART 4

肺癌的疗效

肺癌的治疗是世界性医学难题。自 2005 年以来，男性肺癌发病率呈下降趋势，而在 1985—2005 年间，女性肺癌的发病率以每年 5% 的速度在增长，2005 年以后，女性的肺癌发病率也有所下降。鲜有研究评估特定时间段的肺癌治疗效果。一般来说，I 期肺癌的中位生存期为 43~60 个月，5 年生存率为 50% 左右，II 期肺癌的中位生存期为 18~34 个月，5 年生存率为 30% 左右，III 期肺癌的中位生存期为 10~14 个月，5 年生存率为 15% 左右，IV 期肺癌的中位生存期为 6 个月左右，5 年生存率为 2% 左右。纵览现代肺癌治疗史，在过去的 30 年里，在全球医生的努力下肺癌治疗出现了 3 次里程碑式的事件，而这也代表了 3 个重要阶段：化疗时代（1980 年—1999 年）、靶向治疗时代（2000 年—2014 年）、免疫治疗时代（2015 年至今）！

将这 3 个重要阶段串起来，我们可以看到，30 年来，肺癌治疗的变革历经"从模糊到选择""从选择到生物标记物指导""从靶向肿瘤到免疫微环境"，肺癌治疗一步一步走向了精准，晚期非小细胞肺癌的中位生存期，从不到 1 年延长到 39 个月，这些都是了不起的进步。

化疗时代

化疗药物发展的历史也就是从 20 世纪 50 年代开始的，最早主要应用于血液肿瘤。1995 年，一篇发表在英国医学杂志 BMJ 上的分析显示，肺癌化疗联合 BSC（最佳支持治疗）比单纯的 BSC 能延长患者的生存。后来，一系列的所谓三代肺癌化疗药物相继上市，也证明了含铂双药优于单药治疗。这些可以写进时代的化疗药物包括：顺铂、卡铂、长春瑞滨、紫杉醇、多西他赛、吉西他滨、培美曲塞等。著名的美国东部肿瘤协作组 1594 研究证明，3 代药物联合铂类治疗晚期非小细胞肺癌的疗效类似，化疗药物的治疗进入平台期。之后的研究更多的是从 1 到 100，缺乏突破性创新。

化疗药物的出现，解决了晚期肺癌无药可用的境况，但是疗效仅仅是差强人意而已。一线治疗的有效率在 30%~40%，中位的无疾病进展时间在 5~6 个月，并且细胞毒药物的副反应明显，需要强大的支持治疗。尽管医生试图找到预测化疗疗效的分子标志物，但是基本都无功而返。仅仅培美曲塞显示在非鳞的非小细胞肺癌中略有优势。

医生为仅仅为肺癌患者延长 2~3 个月的无疾病进展时间和总生存时间而欢呼雀跃，患者一直在为是否使用化疗还是不使用化疗而犹豫不决。

靶向时代

靶向治疗是从一个悲喜交加的故事开始的，吉非替尼由于在 II 期临床中的优异表现，美国食品药品监督管理局提前通过审批给予上市，可是在接下来的验证性的 III 期临床中，吉非替尼遭遇了滑铁卢，被美国食品药品监督管理局撤市！

由于中国专家吴一龙教授等发现该药在女性不吸烟的腺癌中疗效出众，吉非替尼在中国逆势而上。2004 年，美国 Thomas J.Lynch 和 J.Guillermo Paez 几乎同时分别在 Science 和 NEJM 上发表文章，发现 EGFR TKI 药物对 EGFR 突变的患者特别有效，EGFR 突变可以预测 EGFR TKI 药物的疗效，也把中国肺癌的治疗水平提高到了国际前列。2007 年，来自中国的莫树锦教授和吴一龙教授通过 IPASS 研究，前瞻性地证实了吉非替尼在 EGFR 的突变患者中的疗效，也拉开了肺癌精准治疗的大幕。接下来中国学者在 EGFR 突变肺癌上的研究更是势如破竹，多项小分子靶向药物研究陆续开展。在化疗时代，中国肺癌研究还处于一个学习和追随的阶段，而在肺癌的精准治疗时代，中国开始领跑世界前沿。

靶向治疗的疗效相对于化疗有了质的飞跃，在精准人群中的有效率达到了 70%，无疾病进展时间达到了 12 个月左右，安全性也是大幅提高。接下来根据对 ALK 通路的研究，对 EGFR 耐药后 T790M 的研究，肺癌被分成了不同驱动基因，在有药可治的有驱动基因的肺癌里，患者的生存时间大幅延长，后继耐药的机制和药物研究也是突飞猛进。

但是有驱动基因并且有药可用的肺癌的比例还不是特别的高，EGFR 的突变率大约 30%，EGFR 耐药后的 T790M 突变率是 50% 左右，ALK 突变的比例是 2%~3%，ROS-1 突变只有 1%，目前为止，累计可以获益的肺癌患者不到 50%。如果把小细胞肺癌、肺的鳞癌考虑进来，获益人群就更少了。

免疫时代

2015 年至今，免疫治疗时代的到来，让所有的患者可以活得长、活得好，把肺癌变成慢性病！

免疫治疗应用于肺癌的时间不长，但是已经令全球的医生和患者欢欣鼓舞！因为这也是一个 0 到 1 的改变。2017 美国癌症研究协会和本次世界肺癌大会上关于 PD-1/L1 的长期数据的结果，让大家看到免疫治疗给肺癌患者带来长期生存的希望！一系列的研究让医生和患者再次欢欣鼓舞！

免疫治疗可以给肺癌治疗带来又一个新时代吗？目前看来，免疫治疗还需要解决几个关键的问题：

免疫治疗的精准人群是什么

也就是如何把对免疫治疗有效的患者挑选出来的问题。到目前为止，我们还没有发现特别好的生物标志物，肿瘤突变负荷是一个潜在的标志物，但是可能精确度还不够。

如何进一步提高免疫治疗的疗效

联合治疗是解决问题的方法吗？联合化疗？联合放疗？联合手术？联合靶向？联合免疫？很多的研究正在进行，目前还不能下定论。

一个新时代的到来，总是以新机制和新药物为标志，一个新时代也必然会带来患者治疗效果的突飞猛进！肺癌的药物治疗已经走过 30 多年的历史，人们对肺癌治疗效果的期待也是越来越高！目前的免疫治疗药物是否可以满足人们的需求，让我们拭目以待！

很多患者在经过一系列治疗后，看着各种数据，却并不清楚该怎么判断是否有效。是否有疗效，一方面是患者自己的感受，另一方面是硬性指标，主要分 3 点：

患者自身症状有无改善？

利用 CT 片作前后比较。

利用肿瘤指标对比。

首先要说明一下，疗效需有对比才可以看出来，所以治疗前最好先拍 CT 片，在一段时间后再拍片，根据疗效评价标准进行对比。而靶向药则需要更多肿瘤指标查询来综合评价疗效。不同治疗手段，进行对比所需的时间不尽相同。

化疗　每 2 个周期的化疗结束后，做 1 个 CT 扫描，评估疗效。

放疗　一般建议治疗 2 个月后作对比。

靶向药　一般 1 个月后做 CT 来看，第 1 个月最好要拍片看肿瘤尺寸变化，这对评估靶向的效果很重要。以后间隔可以长一些，每隔 2、3 个月拍 1 次。

癌胚抗原、不同的糖类抗原等指标最好每月查一次，长期跟踪。

每个患者的状况都有所差异，部分患者可能几天就感到明显好转，也有些则需要更长时间的观察。再有一点常会造成误区：肿瘤大小长期无变化，有时也是有疗效的现象，如果完全没有疗效的话，肿瘤会有变大的趋势。

PART 5

肺癌的综合管理

肺癌的预防

肺癌是可以预防的，也是可以控制的。已有的研究表明，西方发达国家通过控烟草和保护环境后，近年来肺癌的发病率和死亡率已有明显下降。肺癌的预防可分为三级，一级预防是病因干预；二级预防是肺癌的筛查和早期诊断，达到肺癌的早诊早治；三级预防为康复预防。

一级预防

禁止和控制吸烟

国外的研究已经证明戒烟能明显降低肺癌的发生率，且戒烟越早，肺癌的发

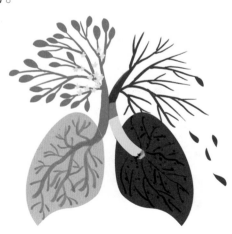

病率降低越明显。因此，戒烟是预防肺癌最有效的途径。

保护环境

已有的研究证明，大气污染、沉降指数、烟雾指数、苯并芘等暴露剂量与肺癌的发病率成正相关关系，保护环境、减少大气污染是降低肺癌的发病率的重要措施。

职业因素的预防

许多职业致癌物增加肺癌发病率已经得到公认，减少职业致癌物的暴露就能降低肺癌发病率。

科学饮食

增加饮食中蔬菜、水果等可以预防肺癌。

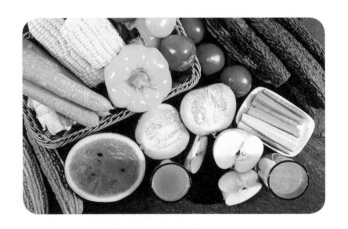

二级预防

高危人群及时发现癌前病变，尽早发现早期中期肺癌，通过手术干预达到根治，通过综合治疗取得战略上的顺利，从而实现长期生存。

三级预防

肺癌患者治疗后必须定期随访。首先，通过随访，医生可以及时了解患者身体状态，对后续治疗提出个体化方案。其次，随访可以为患者提供健康咨询，让患者尽快回归家庭、工作和社会。最后，随访可以及时明确是否有病灶复发或者新病灶转移，尽早接受再次干预治疗，提高生活质量延长生存期。

肺癌患者心理管理

　　心理痛苦在肺癌患者的众多症状中比较常见，确诊癌症、癌症本身和癌症治疗等原因均可导致患者的心理痛苦。目前，主流医学观点认为，癌症患者心理反应会经历5个阶段，即否认期、愤怒期、祈求期、抑郁期、接受期。

　　这5个阶段具有不同的心理特点。在最初的否认期，当患者间接或直接得知自己身患癌症可能会死亡的消息时，他第一个反应就是否认，"不可能""他们一定是搞错了"，否认病情的事实，希望出现奇迹。否认，是一种自然的防御性的自我保护反应，患者用"不承认"来保护自己与家人。此时，不要破坏患者的这种自我保护机制。当患者经过短暂的否认而确定无望时，一种愤怒、妒忌、怨恨的情绪油然而起，"为什么是我？这太不公平了"，这种不满和愤恨，会使得患者把不满情绪发泄在周围的人身上，造成患者和同事、朋友、家人之间的隔阂。这是正常的适应性反应，是一种求生无望的表现，这种反应对患者是有益的。但同时要防止由此而产生的意外的发生。在此之后，患者会出现"请让我好起来，我一定……"的心理，特点是承认疾病的现实，提出种种"协议性"的要求，希望能改变事实，此期患者能很好地配合治疗。有些患者则会对所做过的错事表示忏悔，会想我过去为什么不注意爱惜身体，为什么不积极运动锻炼等等。有的患者会寄希望于"医学的重大发现"。随着病情的日益恶化，患者已不得不面对现实，进入抑郁期，会出现悲伤、退缩、失落、沉默、哭泣等反应，渴望家人的陪伴。接纳期是临终的最后阶段，患者在经历了一切的努力、挣扎之后变得平静，产生"好吧，既然是我，我准备好了"的心理。

对患者而言，要积极认识自我，通过各种方式战胜心理痛苦。

寻找支持并坦然接受别人的帮助

如果你觉得与社会隔绝开了，这肯定会让人感觉不好；如果患病后能争取到社会上多方面的有力支持，自然会得到更好的医治和恢复，换取更好的疗效和更高的生活质量。最近的一项研究显示，得到良好社会支持的肺癌患者，手术的创伤显得较轻，对生活的影响不大，恢复得也较快。

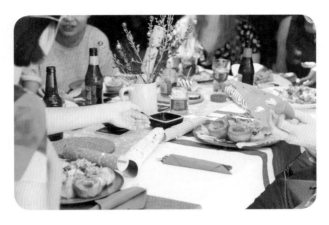

也有研究从其他角度探讨这个问题，有学者汇总了近百项研究的结果显示，患者在不同级别的医院接受诊治，那些拥有较强社会关系者的生存率提高了50%。另一项汇集近90项研究的结果发现，良好的社会支持会使肿瘤患者的死亡危险度降低25%。人脉广、人缘好、关系多，这自然重要，但同样重要的是你必须提出请求并坦然地接受帮助。一个患者曾说："当我被诊断为癌症后，最让我受用的一条建议就是学会接受。这不仅是因为我需要帮助，接受帮助其实也是回赠的礼物。"就像一个朋友所说，"当别人送给你一个礼物时，欣然接受就是自己表达感激之情的最好方式。"即使很多人愿意伸出援助之手，但你要知道，一个朋友或亲人的能力是有限的。一个人患癌症，会牵动整个朋友圈的心，有人乐意倾听、跟你聊天，有人愿意帮厨做家务，也会有人帮助联系医生或开车送你到医院。

了解抑郁症的症状

有研究表明，肿瘤患者是否伴有精神和心理上的困扰（如挥之不去的抑郁和焦虑）是影响生存的重要因素，这种影响在肺癌患者中表现得更为明显。在第一次化疗期间就出现抑郁的晚期肺癌患者，其存活时间只有别人的一半。

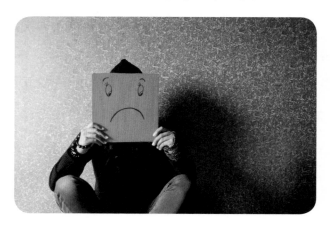

在另一项研究中，伴有抑郁的患者的中位生存时间（指一

段时间后 50% 的人还活着，50% 的人已经过世）缩短了 4 倍。癌症患者自杀的风险是一般人群的 2~10 倍，自杀者以男性居多，常在诊断癌症后的第一个月内发生。

要学会正确地区分癌症引起的抑郁症和通常遇到的悲伤。当被诊断为癌症后，大多数人都会有悲伤、恐惧和失望，但 1~2 周后心情就好起来，真正的抑郁并不多见。为了能够正确识别出医学上所指的抑郁，有必要让自己熟悉抑郁的症状，当觉得自己抑郁时，就把你的感觉和看法告诉医生，必要时去看心理医生。

培养你的精神生活

医学界在把人的精神或灵性纳入癌症治疗计划的研究一直进展缓慢，但是积极的精神生活可能在肺癌生存中发挥一定作用。

首先要给精神下一个定义，美国国家癌症协会关于精神的定义是：一种个人对生命意义的信念。有人会通过参加宗教组织来获得安慰和内心平安，有人可能会开始对人生进行深刻的思考和参悟，有人会去做瑜伽，或者与大自然进行交流。

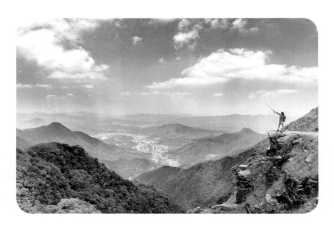

　　以 IV 期肺癌为对象的小型研究发现，有活跃精神生活的人对化疗反应较好，并且会存活得更长。我们知道很多拥有活跃精神生活的人最终没能战胜肺癌。然而，即使积极的精神生活未能提高患者的生存率，也会在改善生活质量方面发挥作用，这在一些研究中得以证实。

忘掉患病的"耻辱"

　　大多数的肺癌患者在患病后有一种耻辱或不光彩的感觉，有些患者一遇到熟人就会思忖："他们会怎么看待我？"有些人会问患者："你抽烟多久了？"当你还在招架治疗带来的各种痛苦和副作用时，这些风凉话会给你带来不小的压力。这且不说，患肺癌的"耻辱"也确实让一些患者放弃了需要且应该做的治疗。

　　作为家属经常关注患者情绪变化。通过陪伴、倾听、触摸等表示理解和关心，鼓励患者说出自己的感受。出现愤怒情绪，不要指责，耐心听取。出现严重抑郁，可以请心理师咨询。如发现患者有自杀意向，要积极开导防范，尽量不独处，防止意外发生。如果流露有遗憾，帮助他们完成未完成的心愿。帮助他们寻找抗癌俱乐部等社会团体，方便他们之间交流经历和树立抗癌信心。

肺癌患者如何吃

我们知道，健康饮食不仅让我们感觉舒适，还能降低癌症复发的概率。美国癌症研究协会（AACR）提出了预防癌症的饮食建议。对已患上肿瘤的人来说，饮食特别重要。

大部分患者相当重视吃，反反复复询问医生怎么吃才对。民间认为癌症患者体质虚弱，虚不胜补，高蛋白质食物如鸡肉、牛肉、鱼肉不宜吃，其实这是错误的观点。

还有的人认为体内营养多了会促进肿瘤生长过快，所以希望通过少吃营养的食物而饿死肿瘤细胞。实际上单纯的不吃或者少吃，肿瘤细胞依然是最先获取营养的，而维持人体正常生命活动的细胞会率先饿死，导致抵抗力下降，自然难以战胜疾病。

首先，只有吃饱饭才有力气抗癌。良好的营养是肿瘤治疗的前提，正确的营养不会促进肿瘤的生长，反而会延长患者的生命。良好的营养是肿瘤治疗、身体康复的前提与保障。科学研究表明，那些饮食良好、营养状态好的癌症患者，能更好地克服治疗的副作用。

其次，肿瘤患者如果已经出现了严重的营养不良、体重快速下降的情况，就必须尽快进行营养支持治疗。

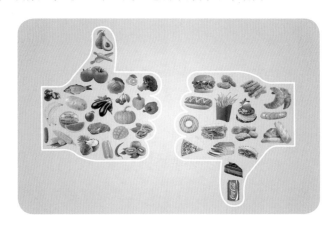

对于胃肠功能正常的患者，可以采用"3+3"的进食模式，即除了早、中、晚饭以外，上午九点，下午三点，晚上八点左右，各补充一次营养制剂，根据实际吃饭的量决定补充量，每次大约100~200ml，这样非常有利于达到每天的营养量，有利于维持体重及体力状态。

如何估算应该吃多少

在治疗期间保持稳定的体重，即体重变化在 5% 之内，补充的食物就非常合理。专业一点按照能量消耗管理。对于能够下床活动的患者，按 25~35kcal/kg/d（非肥胖患者实际体重）估算能量，对于卧床患者，按 20~25kcal/kg/d（非肥胖患者实际体重）估算能量。举个例子，30 岁正值青壮年的患者王某，体重 65 公斤，卧床不动，那应该每天摄入 2600~3250kcal 热量的食物。能下床活动，则需要 3900~4550kcal。一般人很难对食物热卡计算有概念，大家可以登录薄荷网了解（http://www.boohee.com/food/）。

蛋白质：你知道吗，肿瘤患者每天需要的蛋白质其实比健康的人要多，应该达到其 1.2~2 倍，最好是摄入优质蛋白。动物蛋白质优于植物蛋白质，不应该不吃肉。要提倡荤素搭配（大体三七分），少吃红肉，少吃加工肉；多吃白肉，每周推荐食用白肉 2~4 次，每次 50~100 克。鸡蛋也是个好东西，每天可以吃 2 个。记住，少吃 ≠ 不吃，多吃 ≠ 全吃。对于放化疗胃肠道损伤患者，推荐制作软烂细碎的动物性食品。蛋白质按 1~1.2g/kg/d（非肥胖患者实际体重）供给，对于已经存在营养不足及恶病质患者按 1.2~2g/kg/d（非肥胖患者实际体重）供给。

脂肪与碳水化合物：推荐提高脂肪的供给量，与碳水化合物的供能比可达 1：1。植物油优于动物油，水生动物油优于陆生动物油。多年生植物如茶油、橄榄油好于一年生植物如玉米油、菜油。肿瘤患者应适当提高膳食中的脂肪含量，n-3 脂肪酸（鱼油、胡桃油、亚麻籽油等）、n-9 脂肪酸（橄榄油）值得推荐。供给足够的碳水化合物，可以减少蛋白质的消耗，保证蛋白质的充分利用。最好是每天粗粮细粮都吃一些，肠胃不好的患者可以熬一些富含营养的粥。

矿物质及维生素：推荐蔬菜摄入量为 300~500g，建议摄入各种颜色蔬菜、叶类蔬菜。水果摄入量为 200~300g。不太推荐使用榨汁机，因为水果的营养成分不仅仅是果汁，还有果肉里的纤维。实在要用，那推荐用食物搅拌机把果肉和果汁都打到一起。在没有缺乏的情况下，不建议额外补充。

液体量：液体量按 30~40ml/kg/d（非肥胖患者实际体重）来估算。肺癌患者大多为老年患者，有一些老年患者可能感觉不到口渴，但身体已经缺水了，所以作为家属的你要特别关心他的饮水状况。即使不想吃东西，也要保证水的摄入。如果食欲不太好，可以考虑在餐间饮水，用餐的时候干稀分开，不太容易有饱腹感，可以多吃一些。另外，食欲差的时候，饮水量可以一半由流质食物或奶制品等来代替。

当然以上所说的其实是肺癌出院后稳定期的饮食观点和要素。在癌症治疗期间还要注意差异化管理。部分患者手术前由于营养不良，专科营养师会按照标准进行营养治疗。而手术后外科护理会严格根据患者肠道恢复速度，执行个体化管理并建议患者逐步补充不同食物。一般肠道功能恢复后，可以适当补充肠内营养素。在化疗以及放疗期间，由于治疗毒性，胃肠道功能减退，摄入食物量不易过度，避免加重胃肠负担。早餐提前、晚餐推后，早餐吃些清淡易消化的食物，如稀饭、面条、牛奶、蛋羹等，饮食宜温凉，忌热、忌甜、少量多餐，进餐后不要立刻平躺。如果出现恶心甚至呕吐时，可以试着口含薄荷糖、柠檬糖、润喉糖、生姜或蜜饯减轻恶心。从食用新鲜米汤、藕汁等护胃食物开始，使胃肠在吸收营养的同时得到充分休养，逐渐过渡到蛋羹、肉末粥、挂面汤等半流质食物。如果能量补充不足，必须补充专用的营养制剂，营养制剂应尽量选择高能量密度配方（喝少量营养品，即可提供尽可能多的能量和蛋白质）；高蛋白配方（蛋白质是肿瘤患者最需要的）；口感要好（患者能够长期补充）；渗透压低（不容易腹泻）的。

在补充营养制剂的早期，一定要缓慢，从小量开始，像品茶一样，不然肠道会不适应高浓度的营养制剂，导致腹泻。要适当加热，用热水隔杯，温热即可。

如果仍然出现腹泻，要考虑减少剂量，或者更换配方，因为每位患者的肠道适应性不一样，要个体化管理。适应了以后再逐步加量，一般在3~5天达到目标需要量。

腹泻时少量多餐，吃软、易消化、低油脂、少渣食物，不吃过生冷、容易胀气、隔夜食物，用酸奶代替牛奶、多食用苹果、胡萝卜等含果胶的食物。

肺癌患者如何劳逸结合

肺癌患者应适当活动，如散步、慢跑、打太极拳，以不疲劳为量即可。多做深呼吸及有效咳嗽，锻炼改善肺功能。

科学睡眠。每天固定同一时间睡觉、起床，养成固定的睡眠规律。睡前可用热水泡脚 15 分钟，有利于睡眠。

白天睡觉不宜超过一小时，不宜在下午四点钟以后睡觉，否则晚上会没有困倦感。

晚饭后避免吃含有咖啡因的食品和饮料，如巧克力、咖啡、茶等。少喝水，减少上厕所次数。睡前避免情绪波动，不看电视、不听动感音乐。晚上最好关掉电话，避免电话干扰。

如果无法入睡可以服用少量的镇静药物或者中医药针灸治疗调节自主神经系统。

肺癌患者应知的专科护理常识

肺癌治疗有手术治疗、化疗、放射治疗等三种方法，不同的治疗方法需要掌握不同的护理常识。

手术护理

（一）手术前您一定要知道的那些事儿

1. 术前两周

需要戒烟酒，保持口腔清洁，防止术后引起肺部感染。

2. 术前一周

需要加强肺部肺功能锻炼。

（1）爬楼梯：量力而行，以不喘气为宜。

（2）吹气球：慢慢用鼻深吸一口气，憋住约 1 秒后对着气球口慢慢吹，直到吹不动为止。

（3）练习深呼吸和有效咳痰：

深呼吸：胸部不动，吸气时腹部隆起，呼气时腹部凹陷，呼气时嘴唇成吹口哨状，吸要深长而缓慢，尽量用鼻而不用口。记得每天要练习哟，每次 5~15 分钟，每天 5~7 次。

有效咳嗽：深呼吸几次后深吸一口气，屏气 3~5 秒，身体向前倾，从胸腔进行 2~3 次短促有力的咳嗽，咳嗽时缩起您的腹肌，或用手按压上腹部帮助咳嗽。

3. 术前三天

练习在床上平躺或半坐位大小便，避免手术后解不出大小便。

4. 术前饮食

中午吃软饭，晚上吃稀饭，面条等易消化食物，晚上 8 点后禁食，10 点后禁饮。

5. 其他方面

（1）取下首饰、财物等贵重物品及假牙。

（2）手术前搞好个人卫生（口腔清洁、沐浴、洗发、剪指甲、坏牙）。

（3）女性月经来潮、发热不宜手术，请及时告知医务人员。

（4）患者手术后要在监护室观察，局麻手术后直接回病房，无不适 2 小时后可进软食；病情稳定当天可下床活动。

（二）手术后您又需要知道哪些事

1. 吸氧

吸氧可帮助您尽快康复，我们会常规给您吸氧，在吸氧期间请您的家属不能在病房吸烟，避免氧气爆炸。

2. 心电监护

心电监护能够帮助了解您的病情，使用时请勿随意调节，不使用电脑、手机等带有电磁波干扰的物品。

3. 体位

全麻术后平躺，不睡枕头，头偏向一侧，生命体征平稳 6 小时后，您可以坐起，这种姿势会让您呼吸更舒服，更好排出体内积液、积气和积血，每两小时翻身一次。

4. 活动

一般手术次日可下床活动，起床后先在床旁坐半分钟，站立半分钟再行走，也可借助助步器行走。尽早运动可以预防血栓。血栓常发生在深部静脉，它与患病后血液凝固性增强和活动减少等有关，肺癌患者的发生率为 3%~15%。血栓通常发生在腿部或盆腔，如果血栓碎裂、脱落并随血流阻塞肺部血管可引起严重症状，甚至危及生命。有一项研究发现，肺癌伴有血栓形成的患者，其死亡风险增加 70%。

5. 发热

手术大小的不同，术后发热程度会不同。常规 3 天内出现体温升高，在 38.5℃以内，一般不做处理，多饮热水即可。

6. 胸腔引流

胸腔引流可以帮助患者排除胸膜腔积液、积气、积血，恢复胸膜腔负压，维持纵隔的正常位置，促进肺复张，非常重要。那您该了解哪些知识呢?

防脱管：您穿衣、起床、翻身时不要过度牵拉导管、不能自行拔管，若不小心引流管滑脱应立即平躺，捏紧伤口不能漏气，呼叫工作人员。

保持引流通畅：经常做深呼吸及有效咳嗽，变换体位，有利于积液排除，预防肺扩张。

防止逆行感染：引流瓶应低于胸壁引流口平面 60~100cm 的位置，防止瓶内液体逆流入胸膜腔。

7.术后康复锻炼

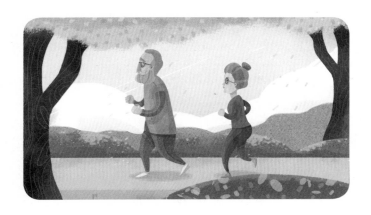

（1）有效咳嗽：术后第一日开始要定时坐起咳嗽，有痰咳痰，无痰咳嗽即可。

（2）下肢运动：

①术后第 1 日，躺在床上双下肢可轮流做屈、伸、抬高等动作，还可以双足蹬床使臀部抬高，双脚轮流环形转圈；双下肢模拟空中蹬自行车。

②术后第 2 日可床边站立，原地踏步。

③术后第 3 日可在床边 1~2 步范围活动。

④术后第 4 日可在室内活动，并根据身体康复情况逐渐增加活动范围及活动量。

（3）上肢活动：

①麻醉完全清醒后开始做五指同时屈伸，握拳运动，每次 3~5 分钟，每日三次。

②术后第 1 日开始肘部屈伸运动，每次 3~5 分钟，每日三次。

③术后第 2 日开始肩关节运动；清晨用患侧手刷牙洗脸；就餐时用患侧手指持碗杯。

④术后第三日开始梳头运动；颈部不要倾斜，肘部抬高，保持自然位置，每次 3~5 分钟，每日三次。

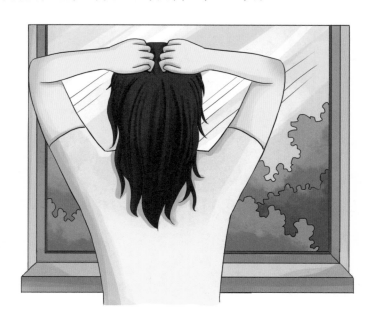

⑤术后第四日开始上臂运动；运动时为保护患侧上肢，用健侧手抱住肘部，做患侧上肢上举过头运动，每日三次，每次3~5分钟。

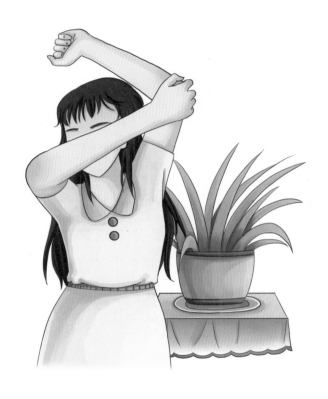

⑥术后第五日开始肩膀运动；逐步将患侧手放于枕部触摸对侧耳朵，开始用健侧予以协助，逐渐将患测手越过头顶，触摸对侧耳朵，每日三次，每次3~5分钟。

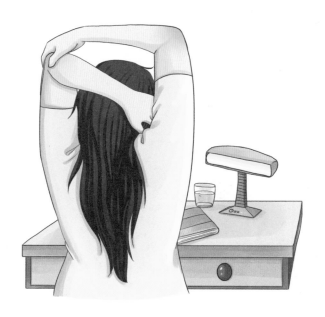

　　⑦术后第六天开始综合运动，包括摆臂运动，双手左右大幅度摆动，双上肢交替上举，双手十指在脑后叠加，两肘在面前开合，保持两肘高度一致，并向后大范围展开，每项运动每次 3~5 分钟，每日三次。

　　8. 未愈合的伤口如何办

　　（1）术后伤口周围出现疼痛或麻木属正常现象，随时间推移会逐渐减轻或消失，不影响活动。

　　（2）保持伤口清洁干燥，在痂皮脱落后就可轻轻清洗。

　　（3）如您发现伤口处有渗出物或疼痛、发热等异常情况，请及时到医院就诊。

二、化学治疗护理要素

（一）化疗前您准备好了吗

保持良好的心情，主动和主管医生沟通交流，了解治疗方案的优势及风险，对治疗要有信心，对治疗副作用有所理解，做到不恐慌。

远离烟酒：抽烟喝酒不仅可以毁掉人的健康，同时也能引起各种癌症，化疗本身就会导致肝毒性，而酒精则是在化疗损害的基础上，对肝脏进一步损害，增大肝脏化疗后复原的难度。

化疗前晚要休息好，如入睡困难，可睡前用温水泡脚，必要时口服安眠药。

（二）化疗期间及化疗后您又要如何应对

化疗会引起抵抗力下降，容易被各种病原体感染，要格外注意卫生，饭前便后勤洗手，避免接触感冒的亲友，每日三餐后用温开水漱口，勿用牙签剔牙，鼻腔干燥可使用薄荷油滴鼻剂等，这些细节会让您更健康。

出现这些情况您又该如何应对呢?

1.恶心、呕吐怎么办

听音乐或与人聊天分散注意力，预防呕吐。提前预防，少食多餐，控制食物总量，必要时行中医针灸止吐治疗。

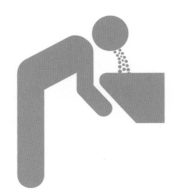

2.白细胞低怎么办

根据天气变化，及时增添衣服防止受凉感冒。及时漱口，减少口腔感染。少去人多的公共场合，多休息，房间早晚开窗通风半小时,减少感染机会。每天量体温,如体温高于37. 5℃,请及时告知医护人员。

3.血小板低怎么办

活动时尽量不要碰伤，剪短指甲，不抠鼻，用软毛牙刷刷牙，减少出血风险。观察口腔及皮肤有无出血情况，避免用力排便、用力咳嗽，如果出现头痛、恶心、看东西模糊、皮肤有瘀斑或出血点、血尿、黑便，及时告知医护人员。女性在月经期应留意出血的量和持续时间，如有异常及时告知医护人员。

4.咳嗽、咳痰有绝招

多饮水，不吃过甜过咸食物，以免造成咽部不良刺激加重症状。吐出的痰液用痰纸包裹集中放置在卫生罐内并及时倒掉，以免通过空气飞沫传播细菌。如同时服用多种药物时，应把止咳化痰糖浆放在最后服用，而且服药后 30 分钟内不要再饮水，以发挥最大药效。

5.脱发难看不担忧

请您不要紧张，90% 的脱发患者停药后头发会再长，脱发期间可以戴假发或帽子。或者将头发剪短，减少头发因损伤而脱落。注意头发卫生，一般间隔 2~4 天洗头，洗头时按摩头皮。

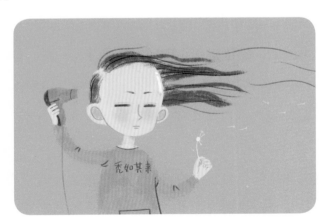

6. 口腔溃疡有新招

餐前、餐后漱口，使用柔软的牙刷，刷完牙后，用一杯清水加上半匙食用盐漱口，不要用口腔清洁液或含有酒精的液体漱口。戒烟戒酒，戒食辛辣刺激饮食，局部涂敷锡类散、青梅散、溃疡糊剂等药物。

7. 麻木感怎么办

请戴防护手套拿烫手或尖锐物品。活动时要当心，洗澡时地上铺防滑垫，抓住扶手预防跌倒。可以轻轻捶打麻木肢体，捶打力度以自己可以接受的程度为好。睡前可用热水泡脚，促进血液循环。手术部位的麻木感无须特殊处理，2~3个月内会逐渐恢复，注意保暖，可在医生指导下服维生素及微量元素片。

8. 疼痛怎么办

不影响睡眠的轻度疼痛，可通过听音乐、热敷、打太极拳、聊天、看电视等转移注意力。疼痛明显、影响睡觉的中重度疼痛，需要遵医嘱按时按量口服止痛药。药片一定要整片吞服，不可掰开、碾碎或咀嚼。

止痛药常见的不良反应有呼吸抑制、恶心呕吐、便秘、尿潴留、嗜睡及过度镇静，服药后如出现恶心呕吐、便秘、尿潴留，可参照我们告知的方法处理，大多数不良反应一段时间后会适应，如有其他不舒服请及时到医院诊治。

9. 便秘怎么办

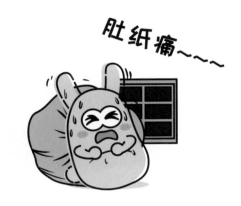

多吃纤维多的蔬菜、水果和主食如麦麸、玉米、大豆、燕麦、荞麦、芹菜、苦瓜、香蕉和蜂蜜水等。多喝水或果菜汁、果汁等。早晨空腹时喝杯温开水或蜂蜜水帮助排便。适量运动，定时排便。顺时针方向按摩腹部，刺激肠道蠕动。

必要时可口服果导片或使用开塞露等。

10. 尿潴留怎么办

适当多喝水，每天 2000ml 左右。听流水声或用温水冲洗会阴。按摩、热敷下腹部。实在不行时予以导尿。

11. 导管护理方面

按照中华医学会护理指南要求为保护患者外周血管，静脉化疗前往往植入外周 PICC 管。由于 PICC 管存在感染风险，这个治疗过程中必须保护好 PICC 管不发生感染或血栓事件。首先穿戴衣袖不要过紧；用一条小丝巾系在置管手臂上，方便穿、脱衣服避免牵拉导管；睡觉不压迫置管手臂；针眼周围清洁干燥，不要擅自撕下贴膜；不能高压注射药物，如 CT、核磁等造影剂会导致 PICC 管破裂。

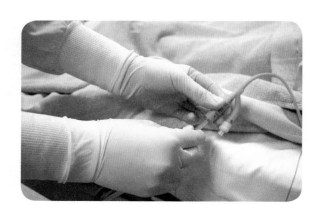

PICC 管维护方面：带好 PICC 护理手册，到离您家最近的医院，每周洗管、换输液接头和贴膜一次，如果贴膜有卷曲、松动、贴膜下有汗液或血液，随时到医院更换。

卫生方面：可以淋浴，用保鲜膜环绕针眼周围包裹贴膜 2~3 圈，贴膜上下边缘用胶带贴紧，尽量不要打湿置管手臂，如有浸湿及时更换贴膜。

活动：置管手臂可做一般性的日常生活和工作，如吃饭、洗漱、做简单家务、写字、打电脑等。不能提重物、用力甩臂活动，不做引体向上、托举哑铃等过度抬举等运动，不能游泳。

出现这些情况立即到医院：伤口红、肿、热、痛、手臂活动障碍；贴膜出现污染、潮湿、卷边、脱落；导管出现渗漏、脱出、缩进、折断、穿刺点渗血；手臂肿胀；不明原因的发热等。

PICC 的有效使用期是一年，带管期间您一定要按时换药冲管；出院后可以到门诊的静脉导管维护中心进行日常维护。拔管必须在有经验的置管中心进行，有可能出现断管或者发生肺栓塞算严重并发症。

其他部位如锁骨下静脉穿刺及股静脉穿刺拔管后，应注意按压 15~20 分钟局部穿刺点并用贴膜覆盖，以防止空气栓塞，贴膜保持两天，也可视伤口情况而定，如果尚未愈合，可用创可贴覆盖，针眼愈合方可沾水。

三、放射治疗护理常识

（一）放疗前医生要帮您做哪些准备呢

1. 搞好个人清洁卫生

如洗澡、理发、刮胡子、剪指甲、拔除不健康的牙齿。穿宽大柔软低领开襟棉质内衣。照射范围内皮肤应清洁、无破溃，如有炎症积极治疗后再行放疗。

2. 进放疗机房前要先摘除金属物品

如假牙、耳环、项链等。

3. 首先安排全面检查

如抽血、心电图、B 超、拍片、CT。医生根据您的检查结果确定诊断和分期。带您去模拟机或 CT 模拟机定位，确定照射区域。物理师设定放疗计划，能量剂量分配。您的管床医生确认后有放疗技师开始放疗。放疗时如果医生帮您摆好位置后不要随便移动身体，保持这种姿势，以免照射位置有偏差。

4. 皮肤方面

放疗部位皮肤要干净，不能摩擦，不能抓挠，定期修剪指甲，不贴胶布，不能用肥皂、沐浴露、化妆品，不能热敷。勿穿紧身衣服，避免紫外线直接照射，放射治疗时和放射治疗后一年之内，尽量减少照射部位在阳光下暴晒。保持放射治疗标记线清晰，如标记线模糊时应及时告诉医生并描画，切忌患者自行描画，以免产生较大误差影响照射效果。

（二）出现这些症状您又该怎么处理呢

当皮肤红肿或疼痛溃烂时就发生了放射性皮炎，需要停止放疗，待皮肤伤口愈合后才可以继续放疗。为减少皮炎发生，建议穿宽松棉质内衣。不要在皮肤上涂抹婴儿爽身粉或玉米淀粉。放疗期间及放疗后照射区皮肤不要在阳光下照射，外出打防紫外线伞。照射皮肤不使用胶带及胶贴剂、不使用冰袋或热水袋。不能游泳和洗热水澡。

放射性肺炎症在肺癌胸部放疗时经常发生，一般发生放疗期间，部分患者出现在放疗后 1~2 个月。大部分放射性肺炎为 2~3 级，即有症状的肺炎，少数可能会有生命危险。一旦发生放射性肺炎后，尽量早期予以大剂量激素处理，疗效较好。比如每天测量体温，如有发热及时留痰检查，必要时予以抗生素治疗。因此，您如果在家中出现胸闷、气短、憋气、发绀等缺氧不适，请迅速到医院就诊检查，避免延误病情。

PART 6

家属能做些什么

肺癌是发病率和死亡率增长最快、对人群健康和生命威胁最大的恶性肿瘤之一。近年来发病率明显上升，对于此病的到来需要科学的进行医治，同时根据病情来进行护理，而家属的态度和认知对病情发展是有可能起到决定性作用的。常常碰到一些家属在得知自己的亲人患了肺癌后焦急万分，四处求医打听偏方和特效药物，认为治疗措施越多越好。只要听说有治癌作用的药物与保健品即拿来试用，使患者每日吃药，打针不计其数。而对某些检查治疗认为会导致肿瘤扩散或患者耐受不起加以拒绝。更有甚者求神拜佛或迷信某些神汉、仙姑，从而延误治疗。这些都是很不可取的。

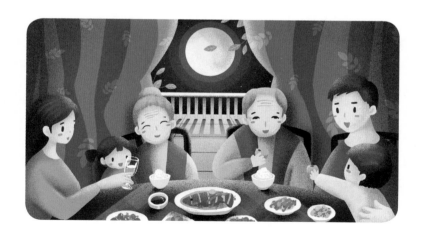

全面了解病情

是否确诊为肺癌，病理分型是什么？凭证是病理报告。

了解转移情况和分期：一般建议进行全面检查，尽量满足以下要求，否则建议补充检查项目，这对于下一步治疗很重要！

主要了解一下，肺部原发病灶尺寸，有无纵隔淋巴结、锁骨上淋巴结转移，有无肝转移、骨转移、脑转移、肾转移、肾上腺转移、胰腺转移等。根据肿瘤转移情况进行分期。

血液检测项目指标情况：血常规、肝肾功能、肿瘤标志物等情况。

患者体力状态情况：是否有其他相关疾病？这对于预后很重要。

只要确诊了病理类型及分期，不管哪种情况，均建议尽早开始治疗。千万不要因为择院、择专家或其他任何原因而耽误治疗。

正确的做法

　　癌症的治疗除医生和患者本身的作用外，家属也是一个非常重要的因素。正确的做法是：

控制情绪

　　首先控制自己的恐惧和焦虑，更不能将这种情绪带给患者。要相信科学，积极配合医生进行各种检查，明确癌症的类型，部位与侵袭范围，有针对性地为患者选择最佳治疗方案。科学发展到今天，癌症与死亡期存在直接的联系。有资料指出，部分的癌症可以预防，部分的癌症能够取得较好治疗结果，部分的晚期癌症患者通过各种治疗可减轻痛苦，提高生活质量，延长生存时间。学点癌症相关知识，有利于家属积极配合医生，支持患者，树立战胜疾病的信心。

不可隐瞒

不要一直采取隐瞒的态度，可逐渐让患者了解一些病况，以防患者突然知道病情后的强烈情感反应。在检查，治疗中细心观察患者的情绪变化，根据其对一些检查或治疗所怀有的恐惧，解释检查的必要性和安全性以及治疗的效果，切忌自己也表现出某种担忧和不安。

饮食环境

肺癌患者在化疗、放疗期间可能出现食欲减退、恶心、呕吐、口腔溃疡等反应，因此，很多肺癌患者会出现营养不良，对此，家属应尽量做些患者喜欢吃而又容易消化吸收的食物，少食多餐，尤其是患者喜欢吃的，不要因所谓的忌口，将其排除在外。此外，在放疗、化疗期间，为防止感染，可配合食用提高抵抗力的药物，如今可采用中成药进行辅助治疗。因为肺癌患者在放疗、化疗期间，抵抗力减退，较一般人更容易发生各种感染性疾病。尤其在白细胞数下降时，更要关心患者的起居，活动，预防感染，亲朋好友也尽量不在这一时期探视患者。针对患者治疗中情绪的烦燥，食欲的下降和生活上的不便，给患者提供安静、舒适的环境，并准备清淡易消化的食物。

过分呵护反而无益

癌症不是传染病，亲近患者、细心护理患者，对消除患者和亲属之间的隔阂很重要，但过分呵护会使患者失去战胜疾病的信心，不但无益反而有害。家属在尽量支持患者、爱护患者的同时，应积极让患者对其自身的健康负责任，让他能主动地参与自己的活动。在病情稳定期鼓励并帮助患者参加体育锻炼或社会活动，使患者身心处于轻快、宽松的氛围中。

协同医生一起密切观察病情变化

可建立一个患者档案，包括心理变化，饮食喜好，治疗状况，并督促患者定期到医院接受检查。对于不愿意进行定期检查的患者，须向其说明疾病的规律。如发现复发转移，要控制自己的情绪，与医生商量治疗的措施，使患者抱有希望。

不轻信广告

目前临床治疗肺癌的方法有手术治疗、化学治疗、放射治疗、生物治疗、中医中药治疗等。手术治疗因为清除病灶最直接、彻底，因此一直是首选的治疗方法。而小细胞肺癌是一种全身性疾病，一般不进行手术。肺癌的治疗提倡个体化，根据肿瘤的发生部位、病理类型、分期及患者的身体状况，医生会量体裁衣，制订不同的方案。有不少患者听说哪里有治疗的偏方，不惜花很多钱购买，不仅对疾病一点改善都没有，而且还会延误治疗。特别提醒您，迄今为止，还没有治疗癌症的仙丹或神医，而治疗癌症的"巫医"或"癌骗子"却随处可见。在现实生活中，经常可以看见因受骗上当，延误治疗时机，后期人财两空的悲剧。患了肺癌，一定要老老实实在正规医院配合医生治疗，千万不要轻信一些广告。保健品不是药品，在治疗过程中，可以选用一些经过卫生部门正式批准的保健品，购买时也需注意合理成分及含量，营养成分含量高的功能型保健品相对更能起到药用效果，对患者有益，但我们不能用保健品来代替治疗肺癌的药品。

要保护好自己

家属在得悉亲人患癌后，心理上常常受到极大的震动和刺激，尤其是在肺癌患者不治身亡之际，家属要十分注意自己的身体健康，要面对现实冷静处之。尤其是患有高血压、心脏病等慢性病患者，要及时治疗和服药，避免"祸不单行"。

肺癌
患者指南

在所有恶性肿瘤中，肺癌的发病率和死亡率均稳居榜首，每5名恶性肿瘤患者中就有1名死于肺癌，无癌能敌。

本书主要涵盖了肺癌的基础知识、诊断、治疗、家庭护理等一系列内容，以通俗易懂的语言将治疗肺癌过程中晦涩难懂的知识介绍给读者，力求帮助患者尽早摆脱肺癌的魔爪，重获健康。